"十四五"职业教育国家规划教材

护理技术（下册）

HULI JISHU

主　　编◎陈晓燕
执行主编◎杨慧兰
副 主 编◎周兰兰

U0304315

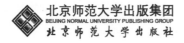

北京师范大学出版集团
BEIJING NORMAL UNIVERSITY PUBLISHING GROUP
北京师范大学出版社

图书在版编目（CIP）数据

护理技术.下册/杨慧兰 执行主编.—北京：北京师范大学出版社，2015.8（2023.8重印）
（"十四五"职业教育国家规划教材）
ISBN 978-7-303-19475-9

Ⅰ．①护… Ⅱ．①杨… Ⅲ．①护理学－中等专业学校－教材 Ⅳ．①R47

中国版本图书馆CIP数据核字（2015）第199696号

教 材 意 见 反 馈： gaozhifk@bnupg.com 010-58805079
营 销 中 心 电 话： 010-58802755 58801876

出版发行：北京师范大学出版社 www.bnupg.com
　　　　　北京市西城区新街口外大街12-3号
　　　　　邮政编码：100088
印　　刷：天津市宝文印务有限公司
经　　销：全国新华书店
开　　本：787 mm×1092 mm　1/16
印　　张：13
字　　数：280 千字
版　　次：2015 年 8 月第 1 版
印　　次：2023 年 8 月第 12 次印刷
定　　价：36.00 元

策划编辑：庞海龙　　　　　　　　文稿编辑：庞海龙
美术编辑：陈　涛 焦　丽　　　　装帧设计：锋尚制版
责任校对：李　菡　　　　　　　　责任印制：马　洁

版权所有 侵权必究

内容简介

      本书为"十四五"职业教育国家规划教材，本书的主要内容是护士在各个临床科室工作所需的基础护理技能，如病情观察技能、日常生活护理技能、院感防控知识与技能、各种治疗与抢救技能等。本书包括6个部分：照护技术、医院感染的预防控制技术、引流技术、监测技术、给药技术、急救技术，并将这6个部分以临床护理工作的程序为导向形成19个学习项目。对于学习内容的取舍，本书尽量做到无缝对接临床，强化或补充目前临床常用的内容，弱化甚至删除某些已过时的知识点，但尽量保留护考知识点。对于某些临床新技术、新进展，采用"直通互联网"等小模块，引导学生搜索相应的关键词，自主学习新知识。

      本书的学习对象为中等职业学校护理专业和助产专业的学生，也可用于相关专业学生学习社区常用护理技术及临床护士自学。

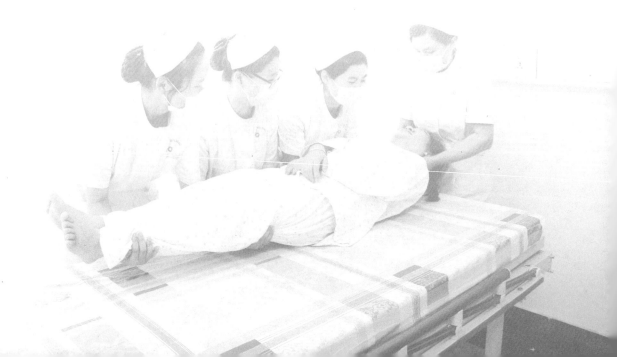

前　言

2006年，浙江省政府召开全省职业教育工作会议并下发《省政府关于大力推进职业教育改革与发展的意见》（以下简称《意见》），《意见》指出，"为加大对职业教育的扶持力度，重点解决我省职业教育目前存在的突出问题"，决定实施"浙江省职业教育六项行动计划"。2007年年初，作为"浙江省职业教育六项行动计划"项目之一的浙江省中等职业教育专业课程改革研究正式启动，计划用5年左右的时间，分阶段对约30个专业的课程进行改革，初步形成能与现代产业和行业发展相适应的、体现浙江特色的课程标准和课程结构，满足社会对中等职业教育的需要。

专业课程改革亟待改变原有的以学科为主线的课程模式，尝试构建以岗位能力为本位的专业课程新体系，促进职业教育内涵的发展。基于此，课题组本着积极稳妥、科学谨慎、务实创新的原则，对相关行业和企业的人才结构现状、专业发展趋势、人才需求状况、职业岗位群对知识技能的要求等方面进行了系统的调研，在庞大的数据中梳理出共性题，在把握行业、企业的人才需求与职业学校的培养现状，掌握国内中等职业学校各专业人才培养动态的基础上，最终确立了"以核心技能培养为专业课程改革主旨、以核心课程开发为专业教材建设主体、以教学项目设计为专业教学改革重点"的浙江省中等职业教育专业课程改革新思路，并着力构建"核心课程+教学项目"的专业课程新模式。这项研究得到由教育部职业技术中心研究所、中央教育科学研究所和华东师范大学职业教育与成人教育研究所等单位专家组成的鉴定组的高度肯定，鉴定组认为课题研究"取得的成果创新性强、可操作性强，已达到国内同类研究领先水平"。

护理专业教学指导方案是浙江省公开征集的第三批中等职业教育专业指导方案之一，依据本课题研究形成的课程理念及其"核心课程+教学项目"的专业课程新模式，课题组邀请了行业专家和一线骨干教师组成教材编写组，根据先期形成的教学指导方案着手编写本套教材，几经论证、修改，于2014年付梓成书。党的二十大报告从"实施科教兴国战略，强化现代化建设人才支撑"的高度，对"办好人民满意的教育"作出专门部署，凸显了教育的基础性、先导性、全局性地位，彰显了以人民为中心发展教育的价值追求，为推动教育改革发展指明了方向。《职业教育法》的修订颁布，明确了职业教育是与普通教育具有同等重要地位的教育类型。新时代要进一步加强党对职业教育的领导，坚持"立德树人"总目标，贯彻落实《关于推动现代职业教育高质量发展的意见》，持续推进"教师、教材、教法"改革，努力提升学生职业核心素养。因此，编者对本套教材做出了与时俱进的调整和更新，竭力为中职护理专业的师生打造一套适用、实用、好用的专业教材。

《护理技术》是护理专业核心课程教材，针对中职学生对文字材料的学习兴趣普遍不够高、抽象思维能力不够强等心理认知特点，本教材突破一般教材的桎梏，大胆进行了四大革新：①以病人入院后护理为轴线，以护理程序为框架的模式设计学习项目和任务。在典型任务中，设情境训练与案例分析，并新增对接临床思维和进展的案例，让学生模拟在临床环境中实际操作与解决问题，培养学生人文素养和综合能力。②采用大量生动有趣、形象逼真的图片代替冗长的文字，并尽量使版面生动有趣，以此直观的方法吸引学生的注意力，提高学生的学习兴趣。③在学习内容的组织上进行了大胆尝试，以每个护理技能为独立模块，并将与该技能相关的内容有机串联起来，共同组成一个较完整的学习任务；每个任务的学习，按临床护理工作过程展开知识点，以此适应新业态新职业和新岗位要求。④对接"1+X"老年照护证书的相关要求，加入人文及安全环节，对接产教融合理念，采纳养老机构管理实例，加深行业思维，做到学历证书与技能证书的双证融通。

在教材编写过程中，编者不仅参考了若干不同学历层次的相关权威教材；对于临床的许多技术标准，还参考了近期颁布实施的相关卫生行业标准和规范，尤其是医院感染、分级护理与病历书写和输液、输血等相关内容，部分直接摘自中华人民共和国卫生部（现卫健委）的相关规范；护理技术的操作规范，主要参考中华医学会和浙江省护理中心制作的相关操作视频，并融合不同省份、不同医院和学校操作技术的精华，尽可能做到科学性、适用性和实用性等相统一。

本书在编写过程中，受到了浙江省教育厅职成教教研室相关专家的倾力指导，也得到了多家医院众多护理专家的无私帮助，一并致谢！

由于编写者的编写理念、知识视角等与以往一般教材有诸多不同，书中难免有不完善之处；又由于教材篇幅和编者水平所限，不周到之处亦在所难免。敬请读者提出宝贵的意见和建议，以期不断改进和完善。

编者

目 录

项目十一 排尿护理·· 1

任务一 尿液的评估与排尿异常的护理····················· 2

任务二 导尿与留置导尿术····························· 6

项目十二 排便护理·· 15

任务一 粪便的评估与排便异常的护理···················· 16

任务二 灌肠术与肛管排气法························· 19

项目十三 各种引流护理······························· 29

任务一 T管引流病人的护理·························· 30

任务二 膀胱冲洗病人的护理·························· 35

任务三 胸腔闭式引流病人的护理······················ 36

任务四 胃肠减压病人的护理·························· 40

项目十四 给药护理··································· 45

任务一 认识给药和医嘱·························· 46

任务二 口服给药······························· 54

任务三　吸入给药 …………………………………… 57

任务四　注射给药 …………………………………… 62

任务五　局部给药 …………………………………… 79

项目十五　药物过敏试验 ………………………… 85

任务一　青霉素过敏试验 …………………………… 86

任务二　破伤风抗毒素过敏试验与脱敏注射 ……… 92

任务三　头孢菌素及其他药物过敏试验…………… 95

项目十六　静脉输液技术 ………………………… 99

任务一　常用静脉输液技术 ……………………… 100

任务二　输液故障与输液反应 …………………… 113

任务三　输液相关知识 …………………………… 119

项目十七　静脉输血技术 ………………………… 127

任务一　认识输血 ………………………………… 128

任务二　输血前准备与各种静脉输血法 ………… 131

任务三　常见静脉输血反应 ……………………… 137

项目十八　现场急救技术…………………… 145

　任务一　创伤现场止血与特殊创伤的处理………146

　任务二　创伤病人的现场包扎、固定与搬运………149

　任务三　心肺脑复苏术………………………154

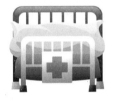

项目十九　危重病人的抢救与护理技术……165

　任务一　危重病人的监测与护理………………166

　任务二　氧气吸入疗法………………………170

　任务三　洗胃技术　………………………180

　任务四　吸痰技术…………………………185

　任务五　人工呼吸器使用技术…………………187

附：护考"120"参考答案…………………………195

参考文献…………………………………………196

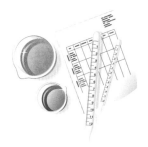

项目十一
排尿护理

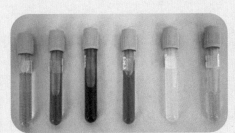

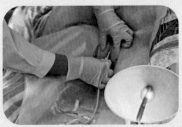

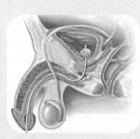

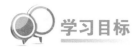 **学习目标**

◎ 掌握尿液的评估、排尿异常病人的护理、女病人导尿术及气囊导尿管留置技术、留置导尿管病人的护理；

◎ 熟悉导尿与留置导尿的目的；

◎ 了解影响排尿的因素、男病人导尿术。

 学习任务

◎ 能正确评估尿液并为排尿异常的病人提供优质护理；

◎ 应用导尿或留置导尿术护理有需要的病人。

任务一　尿液的评估与排尿异常的护理

　　泌尿系统承担了人体最重要的功能之一——排泄。尿液的性质、颜色、量和其他化学成分能反映机体健康状况，动态观察病人的排尿情况有助于护士及时正确地判断病情变化，并给予正确的护理措施。

临床情境	王奶奶，74岁，近半月来尿频、尿急，排尿时疼痛，咳嗽、打喷嚏时尿液不自主流出，每晚排尿4~5次。近两天来病情加重，严重影响睡眠而来院就诊。尿常规提示：尿色深黄、浑浊、有氨臭味，尿比重1.025。
	护士应从哪几个方面评估王奶奶的尿液？

一、尿液的评估

尿液的观察要点包括尿量与次数、颜色与透明度、尿比重与酸碱性、气味等（表11-1）。

表 11-1　尿液评估的要点

评估要点	正常尿液	异常尿液及其常见疾病
尿量与次数	**24h尿量：** 1000～2000ml，平均1500ml **次数：** 日间排尿3～5次，夜间0～1次 **每次尿量：** 200～400ml	**多尿：** >2500ml/24h。常见于糖尿病、尿崩症、急性肾衰竭多尿期等 **少尿：** <400ml/24h或<17ml/h。常见于心肾疾病、休克等 **无尿（尿闭）：** <100ml/24h或12h内无尿。常见于严重休克、急性肾衰竭病人 **膀胱刺激征：** 尿频、尿急、尿痛，每次尿量减少。常见于尿路感染的病人（如膀胱炎、尿道炎等）
颜色与透明度	淡黄色、澄清、透明	**血尿：** 洗肉水样，常见于急性肾小球肾炎、输尿管结石、泌尿系统肿瘤，还可见于泌尿系统结核及感染
		血红蛋白尿： 浓红茶色或酱油色，常见于溶血、恶性疟疾，还可见于蚕豆病、阵发性睡眠性血红蛋白尿等
		胆红素尿： 深黄或黄褐色，常见于阻塞性黄疸和肝细胞性黄疸，是血中结合胆红素增高引起尿胆红素增多所致
		乳糜尿： 乳白色，因尿液中含有淋巴液。常见于丝虫病
		脓尿： 尿液混浊，有各种沉淀物，常见于泌尿系统结核、非特异性感染
比重与酸碱性	**比重：** 1.015～1.025 **pH：** 5～7，平均为6	**比重：** 若固定于1.010左右，多见于严重肾功能障碍 **酸碱度：** 受饮食种类、服用药物及疾病等因素影响。一般素食为主者尿液偏碱性，荤食为主者尿液偏酸性。pH降低多见于各种原因所致酸中毒、痛风、慢性肾小球肾炎等；pH增高多见于各种原因所致碱中毒、泌尿系统感染等
气味	新鲜尿静置后有氨臭味	新鲜尿液即有氨臭味见于尿路感染；烂苹果味见于糖尿病酮症酸中毒

同学们，王奶奶的尿液分别属于哪些异常？你们判断她可能发生了什么情况？

> 临床情境
>
> 章爷爷，78岁，不慎摔倒后呼之不应、口角歪斜、小便失禁，急诊入院。查体：T 36.8℃，P 88次/分，R 16次/分，BP 160/110mmHg，昏迷不醒，CT检查显示内囊少量出血，诊断：高血压、脑溢血。
>
> 护士在抢救章爷爷的同时，如何帮他解决排尿问题？

二、排尿活动异常及其护理

（一）排尿活动异常的类型

排尿活动异常包括尿失禁和尿潴留。

1. 尿失禁：排尿失去意识的控制，尿液不自主流出。尿失禁有三种类型（表11-2）。

表 11-2　尿失禁类型

尿失禁类型	临床表现	常见疾病
真性尿失禁	膀胱完全不能贮存尿液，呈空虚状态，表现为持续滴尿	昏迷、膀胱颈和尿道括约肌损伤等
假性（充溢性）尿失禁	膀胱内贮存尿液达到一定压力时，会不自主地滴出或溢出尿液	常继发于良性前列腺增生与尿道结石（狭窄）等梗阻性疾病、糖尿病所致膀胱末梢神经炎、脊髓损伤等尿潴留病人
压力性尿失禁	腹部压力增加时（如大笑、咳嗽、打喷嚏等）尿液不自主流出	盆底肌肉松弛（如多次分娩）的中、老年女性等

2. 尿潴留：大量尿液留存在膀胱内不能自主排出。临床表现为排尿困难、下腹胀痛、耻骨上膨隆、扪及囊性包块，叩诊为实音。常见于良性前列腺增生等梗阻性疾病以及麻醉药物影响、会阴部手术后伤口疼痛、脊髓损伤等非梗阻性疾病。

（二）排尿活动异常的护理

护士在了解了尿失禁和尿潴留病因后，应积极给予恰当的护理（表11-3）。

表 11-3　常见排尿异常及其护理

排尿异常	护理措施
尿失禁	**心理护理**：尿失禁给病人生活带来许多不便，病人易出现自卑、抑郁等心理，护士应理解并尊重病人，鼓励清醒病人积极配合治疗和护理 **皮肤护理**：局部皮肤保持清洁与干燥，做到勤擦洗、勤更换、勤翻身等，预防压疮 **外部引流**：用接尿装置引流尿液。可用纸尿裤、尿壶、接尿袋等 **留置导尿术**：长期尿失禁病人可留置导尿管持续引流尿液

续表

排尿异常	护理措施
尿失禁	**健康宣教**：鼓励病人多饮水，每天摄水2000～3000ml，但入睡前控制饮水量；每天定时给予便器以训练膀胱反射功能，并训练排尿动作以增强盆底肌力量 **室内环境**：定期通风换气，消除异味，使病人舒适
尿潴留 （非梗阻性）	**心理护理**：鼓励病人积极配合治疗与护理，有效促进排尿，消除紧张与焦虑 **排尿环境**：调整治疗与护理时间，提供隐蔽环境，必要时拉开围帘 **体位姿势**：酌情鼓励病人以习惯姿势排尿；术后需绝对卧床的病人术前有计划地训练床上排尿 **诱导排尿**：利用条件反射如听流水声、温水冲洗会阴等诱导排尿 **热敷按摩**：热敷下腹部可促进排尿；如病情允许，可谨慎地轻按膀胱协助排尿 **针灸药物**：采用中医针灸疗法，必要时可遵医嘱肌内注射新斯的明等药物 **健康教育**：指导病人养成定时、及时排尿的习惯；良性前列腺增生病人勿饮酒，勿过度疲劳等 **导尿术**：上述措施均无效者可采用导尿术引流出尿液

三、影响排尿的因素

影响排尿的因素有心理因素、排尿习惯、气候与饮食、疾病等（表11-4）。

表 11-4 影响排尿的因素及其情境

影响因素	常见情境
心理因素	**情绪的影响**：如过度焦虑、紧张、恐惧等 **暗示的影响**：如听见流水声就想排尿
排尿习惯	排尿时间、排尿姿势、排尿环境等
气候和饮食	**尿量减少**：天气炎热，出汗多；进食含盐较高的食物等 **尿量增多**：食物中含水量大或饮水多；饮用咖啡、茶、酒类饮料等
治疗和检查	**尿量减少**：外科手术、外伤等导致机体失血、失液；诊断性检查前禁食、禁饮的病人 **排尿型态改变**：个别泌尿系统检查可能会造成尿道的水肿、损伤或不适，影响排尿
疾病	**尿频、尿急、尿痛**：泌尿系统感染等 **尿失禁**：泌尿系统损伤、神经系统损伤或病变等 **尿潴留**：泌尿系统的肿瘤、结石或狭窄阻塞尿道等梗阻性因素，以及神经、精神因素等非梗阻性因素
性别和年龄	**婴幼儿**：因大脑发育不完善，2～3岁前排尿不受意识控制 **妇女**：在妊娠时和月经周期中排尿型态会有所改变 **老年人**：由于膀胱肌肉的张力减弱而出现尿频等 **老年男性**：由于前列腺肥大，压迫尿道引起排尿困难

任务二　导尿与留置导尿术

利用导尿术协助病人排尿是临床各科常用的护理技能。由于男、女泌尿生殖系统的结构不同，导尿的操作要点有所区别。导尿是侵入性操作，有逆行性感染、损伤尿道等风险，因此护士必须严格遵守操作规程，并做好留置导尿管病人的护理。

临床情境	周女士，35岁，因腮腺良性肿瘤入院，行全麻下肿瘤切除术。术后6小时未排尿，主诉下腹胀痛、排尿困难。经诱导排尿等措施仍未排尿。
	护士应采取什么措施以解除病人的痛苦？需要注意哪些问题？

导尿术即采用无菌技术，将导尿管经尿道插入膀胱以引流出尿液的方法。其作用有：①为尿潴留病人引流尿液，减轻痛苦；②采集尿标本，如留取未被污染的尿液做细菌培养；③测量膀胱容量、压力和检查残余尿；④进行尿道或膀胱造影等；⑤为膀胱肿瘤的病人进行膀胱化疗。

留置导尿术是在导尿后，将导尿管保留在膀胱内以持续引流尿液的方法。其作用有：①便于泌尿系统术后病人膀胱冲洗和持续引流尿液，且减轻手术切口张力，利于愈合；②记录休克、危重病人每小时尿量，测量尿比重，利于观察病情；③用于盆腔器官术前排空膀胱，避免术中误伤；④保持昏迷、瘫痪等尿失禁病人或会阴部有伤口的病人会阴部清洁干燥。

一、女病人（留置）导尿术

女性尿道特点：短、粗、直，长4~5cm，富扩张性，尿道外口在阴蒂的下方、阴道口上方、呈矢状裂。女病人导尿及留置导尿管过程中，需严格遵守无菌原则等操作规程（表11-5）。

表 11-5　女病人（留置）导尿术

操作流程	操作要点
操作前准备	**评估病人：**评估病人病情、膀胱充盈度、排尿情况、治疗情况，以及心理状态、对导尿的认识及合作程度

操作流程	操作要点
操作前准备	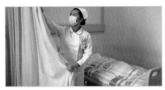 **环境准备：**安静、整洁、宽敞，方便操作，保护病人隐私。酌情关闭门窗，拉开围帘 **护士准备：**着装整洁，规范洗手（必要时修剪指甲），戴口罩 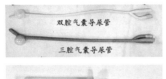 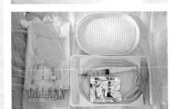 **用物准备：** ● 治疗车上层放无菌导尿包1个，第一层包布内放会阴消毒盘（弯盘内放碘伏棉球包、镊子和手套）和导尿用物包（内有无菌手套、洞巾、大小弯盘、气囊导尿管、血管钳、镊子、石蜡油棉球包、有盖试管、抽有等渗盐水的10ml注射器、碘伏棉球、引流袋），另酌情备一次性尿垫及S形钩、便盆或痰盂（可自备） ● 治疗车旁挂免水洗抗菌洗手液 ● 治疗车下层放感染性医疗垃圾桶和非感染性医疗垃圾桶
操作过程	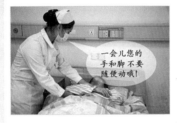 **核对解释：**备齐用物携至病人床旁，双向核对床号、姓名，查看腕带上的住院号等信息，解释操作目的，嘱其导尿过程中双手放于胸前，四肢勿随意活动，以免污染无菌区 **协助清洁：**嘱病人清洗外阴或帮助不能自理者清洗外阴 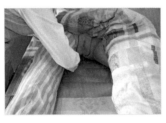 **安置卧位：** ● 护士站在病人右侧，帮助病人脱去对侧裤腿盖于近侧腿部，必要时加盖浴巾，上身和对侧腿部用盖被遮盖以防受凉，可酌情拉起对侧护栏 ● 将病人安置屈膝仰卧位，双腿略外展，暴露外阴 ● 臀下垫一次性尿垫，上端至腰部 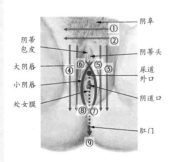 **首次消毒：** ● 打开无菌导尿包，取出会阴消毒盘置于近会阴处，撕开消毒液棉球包，挤棉球于弯盘内远离会阴一端 ● 左手戴手套，右手持血管钳夹取消毒液棉球消毒阴阜、大阴唇，必要时消毒大腿内侧近会阴处 ● 再以左手分开大阴唇，消毒两侧小阴唇、尿道口至肛门，污棉球放于弯盘近会阴一端。消毒后脱下手套置弯盘内，一并撤至感染性医疗垃圾桶内 ● 消毒顺序自上而下，由外向内（如左图序号）。每个棉球只用一次

操作流程	操作要点
操作过程	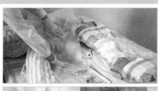 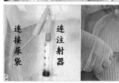**开包铺巾：** ● 取出内层导尿包放于病人双腿间并打开 ● 严格遵循无菌原则，戴无菌手套，铺洞巾，形成无菌区，按取用顺序排列用物 ● 留置导尿者检查并正确连接集尿袋，接注射器于气囊注气口 ● 用石蜡油棉球润滑导尿管前端 **再次消毒：** ● 将放有消毒用物的弯盘移近会阴，左手分开并固定小阴唇，右手夹消毒液棉球依次消毒尿道口、两侧小阴唇、尿道口。消毒顺序是由内向外、自上而下，尿道口加强一次；消毒尿道口时停留片刻 ● 污棉球及用过的血管钳置弯盘内并移至无菌区外，注意避免右手和无菌物品被污染 ● 左手继续分开并固定小阴唇至插管成功 **插导尿管：** ● 右手将无菌弯盘（内放导尿管、集尿袋和注射器）移至近会阴处，嘱病人张口呼吸，用血管钳夹（或用手捏住）导尿管前端，对准尿道口轻轻插入尿道4~6cm，见尿流出再插入1~2cm ● 留置导尿见尿后再插入至少7cm，并向气囊内注入10ml左右生理盐水或空气，向外轻拉导尿管至有阻力 ● 如需留取尿培养标本，用无菌标本瓶接取中段尿约5ml，盖严瓶盖放妥于治疗车上层 ● 固定导尿管引流尿液，非留置导尿者倒尿液于便盆或痰盂 ● 若导尿管误入阴道应立即换管重插 ● 若病人极度虚弱且膀胱高度膨胀，第一次放尿液不可超过1000ml，以防腹腔内压及膀胱内压骤降引起病人虚脱和血尿
操作后续工作	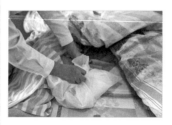**拔管撤物：** ● 导尿结束后，夹住导尿管末端将其拔出并放于弯盘内 ● 留置导尿者观察尿流通畅后，将导尿管从大腿下穿过，挂尿袋于床下 ● 撤洞巾，擦净外阴，脱去手套置弯盘内，取出病人臀下治疗巾，所有用物一并撤至感染性医疗垃圾桶内 ● 用被子遮盖病人下肢，协助病人穿好裤子

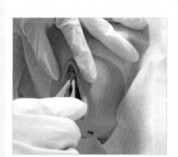

续表

操作流程	操作要点
操作后续 工作	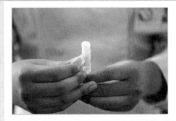 **整理记录：** ● 整理床单位，清理用物 ● 收起围帘，开窗通风 ● 观察尿量，尿标本贴好标签后及时送检 ● 用物按院感要求分类处理 ● 洗手，记录尿液量及性质、病人反应等

同学们，现在我们已经初步学会了女病人导尿术，那男病人如何导尿呢？男性尿道有什么特点？导尿要点与女病人有何不同？

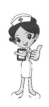

临床情境

陈先生，35岁，骑摩托车遭遇车祸，由"120"急救车送来急诊。经初步检查后以"骨盆骨折、膀胱破裂？"收住泌尿外科。拟行导尿试验以明确诊断。

如果你是实习护士，你能为病人插导尿管吗？

二、男病人（留置）导尿术

成年男性尿道长、弯、细，长18～20cm，有两个弯曲（即耻骨前弯和耻骨下弯）与三个狭窄（即尿道内口、膜部、尿道外口）（图11-1）。导尿时，必须了解这些解剖结构，使插入更顺利（表11-6）。

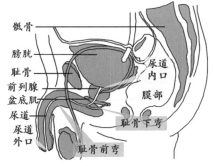

图 11-1 男性尿道结构及特点

表 11-6　男病人（留置）导尿术

操作流程	操作要点
操作过程	**评估病人、环境、护士及用物准备、安置卧位：** 同女病人导尿，另加纱布2块 **首次消毒：** ● 左手戴手套，右手持血管钳夹消毒液棉球依次消毒阴阜、阴囊、阴茎 ● 取无菌纱布裹住阴茎将包皮向后推，暴露尿道口，由尿道口向外向后旋转擦拭消毒尿道口、龟头、冠状沟数次 **再次消毒：** 开包铺巾后，左手持另一纱布裹住病人的阴茎，用消毒液棉球如前法再次消毒尿道口、龟头、冠状沟若干次 **插导尿管：** ● 左手继续固定并提起阴茎，使之与腹壁呈60°，耻骨前弯消失，后推皮肤露出尿道口，嘱病人张口呼吸 ● 右手持血管钳夹住（或手持）导尿管头端，对准尿道口徐徐插入20~22cm，见尿液流出再插入1~2cm（留置导尿者可将导尿管大部分插入） 其余步骤同女病人导尿术

临床情境

刘阿姨，46岁，体检时发现患有"子宫肌瘤"，直径6cm，需手术切除。术前医嘱：留置导尿

该病人为什么留置导尿？其护理要点有哪些？

三、留置导尿管病人的护理

不管是男病人还是女病人，留置导尿管后的护理措施均以固定、通畅、防止感染等为要点（表11-7）。

表 11-7　留置导尿管病人的护理

护理要点	护理措施
妥善固定	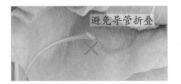 气囊注液量合适，翻身或离床活动时避免脱落
保持通畅	引流过程中避免管道折叠、扭曲、受压、堵塞等
防止逆行感染	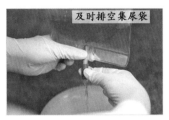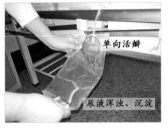 ● 每天2次清洁并消毒尿道口及外阴 ● 及时排空且不挤捏集尿袋 ● 引流装置不能高于耻骨联合 ● 定时更换集尿袋，一般每周2次（单向活瓣集尿袋每周1次），临床多不提倡每天更换 ● 定时更换导尿管，硅胶导尿管每4周更换一次（尿液pH>6.8者每2周更换一次），橡胶导尿管（已少用）每周更换一次 ● 经常翻身并摄取充足水分，维持每天尿量2000~3000ml
观察尿液	● 每周查尿常规一次 ● 观察有尿液沉淀、浑浊等感染迹象者及时送检，并遵医嘱行膀胱冲洗
拔管护理	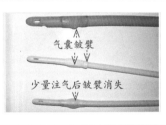 ● 拔管前应间歇性夹管，每3~4小时排空一次，以训练膀胱反射功能，促进拔管后自主排尿的恢复 ● 抽尽气囊液体后注入少量气体再拔管，有助于防止气囊皱襞摩擦尿道所致的黏膜损伤

（裴华利）

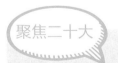

习近平总书记在二十大报告中指出：

实施积极应对人口老龄化国家战略，发展养老事业和养老产业，优化孤寡老人服务，推动实现全体老年人享有基本养老服务。

护考"120"

一、A₁型题（请从5个选项中选出1个最佳选项）

1. 中段尿培养主要用来检查尿中的以下哪种成分（　　　）
   A．蛋白质　　　　　　　B．细菌　　　　　　　C．糖
   D．红细胞　　　　　　　E．酮体

2. 无尿是指24小时尿量少于（　　　）
   A．80ml　　　　　　　　B．100ml　　　　　　　C．70ml
   D．50ml　　　　　　　　E．17ml

3. 男病人导尿时，提起阴茎与腹壁呈60°是使（　　　）
   A．耻骨下弯消失　　　　　B．耻骨前弯消失　　　　C．膀胱颈肌肉松弛
   D．耻骨前弯扩大　　　　　E．耻骨下弯扩大

4. 为女病人导尿时再次消毒尿道口及小阴唇的顺序为（　　　）
   A．自上而下，由内向外　　B．自上而下，由外向内
   C．自下而上，由内向外　　D．自下而上，由外向内
   E．尿道口向外螺旋式消毒2次

5. 膀胱刺激征的主要症状有（　　　）
   A．血尿、尿急、尿痛　　　B．尿频、尿急、腹痛　　C．尿频、尿急、尿痛
   D．高热、尿少、尿急　　　E．高热、尿频、尿急

二、A₂型题（请从5个选项中选出1个最佳选项）

6. 丁女士，32岁，今晨在全身麻醉下进行子宫肌瘤摘除术。术前护士为其插导尿管的目的是（　　　）
   A．避免术中出现尿潴留　　B．避免术中出现尿失禁
   C．便于切除肿瘤　　　　　D．避免术中误伤膀胱
   E．保护肾脏与输尿管

7. 陈女士，30岁，因进行剖宫产需进行术前准备，护士准备为其插导尿管，但陈女士不同意，此时护士应（　　　）
   A．允许病人自行排尿，解除膀胱压力　　B．请示护士长改用其他办法
   C．耐心解释，讲清导尿的重要性，用屏风遮挡　　D．请家属协助劝说
   E．报告医生延期手术

8．孙先生，72岁，因前列腺肥大造成排尿困难、尿潴留、腹痛，已16小时未排尿。下述护理中正确的是（　　）

    A．让病人坐起排尿　　　　　B．用温水冲洗会阴部　　C．行导尿术

    D．听流水声　　　　　　　　E．下腹部置热水袋

9．赵先生，66岁，已10余小时未排尿，腹胀难忍，为非尿路梗阻引起的尿潴留。用温水为其冲洗会阴的目的是（　　）

    A．清洁会阴，防止尿路感染　　　　　　　B．使病人感觉舒适

    C．分散注意力，减轻紧张心理　　　　　　D．利用温热作用预防感染

    E．利用条件反射促进排尿

三、A$_3$/A$_4$型题（请从5个选项中选出1个最佳选项）

    （10~11题共用题干）许奶奶，72岁，因脑出血、昏迷、尿失禁而入院，入院后给予留置导尿管。

10．防止许奶奶尿路感染的措施中，错误的是（　　）

    A．每日1~2次用碘酊棉球擦拭外阴及尿道口　　B．定时更换集尿袋

    C．及时排空集尿袋，不能挤捏集尿袋　　　　　D．橡胶导尿管每周更换一次

    E．集尿袋与引流管均应低于耻骨联合，以防尿液逆流

11．不符合许奶奶留置导尿管的护理常规是（　　）

    A．指导病人练习排空膀胱　　　　　　　　　B．每周2次更换导尿管

    C．防止引流管受压、扭曲、折叠　　　　　　D．鼓励病人多饮水以增加尿量

    E．每周查尿常规一次，有感染时可行膀胱冲洗

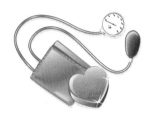

项目十二
排便护理

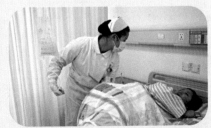

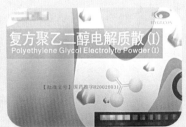

复方聚乙二醇电解质散(I)
Polyethylene Glycol Electrolyte Powder (I)

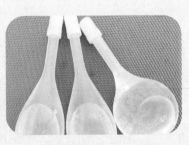

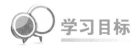 **学习目标**

◎ 掌握粪便的评估、排便异常病人的护理、各种灌肠术的操作要点和注意事项；

◎ 熟悉灌肠术的定义与分类、口服肠道清洁剂和简易通便剂；

◎ 了解影响排便的因素、肛管排气法。

 学习任务

◎ 正确评估粪便，并为排便异常的病人提供优质护理；

◎ 使用各种灌肠技术为需要的病人提供护理。

任务一　粪便的评估与排便异常的护理

消化系统是人体八大系统之一。人类赖以生存的营养与水分通过消化系统摄入，消化并吸收食物中的精华，"废渣"粪便则通过肛门排出。动态观察病人的粪便情况有助于护士判断病人的病情，并给予正确的护理措施。

临床情境

> 毛先生，35岁，畏寒发热、食欲减退、恶心呕吐、腹痛腹泻，全天解水样粪便十余次，伴少量脓血而来院诊治，收住感染科。查体：T 39.1℃，P 108次/分，R 22次/分，BP 100/58mmHg。初步诊断：急性细菌性痢疾。

> 护士如何评估病人粪便的情况？需做好哪些护理？

一、粪便的评估

护士应结合病人的临床表现，从粪便的量与次数、形状、颜色、气味等方面进行评估（表12-1），协助医生诊断与治疗。

表 12-1　粪便评估的要点

评估要点	正常粪便	异常粪便及其常见疾病
量与次数	成人每日1～2次，婴幼儿每日3～5次，平均排便量100～300g	成人粪便每日超过3次（个体差异大），如腹泻；每周少于3次（个体差异大），如便秘；腹泻与便秘均表现为排便失去规律
形状	柔软成形	**糊状或水样**：消化不良、急性肠炎等 干结坚硬，栗子（羊粪）样：便秘 扁条状或带状：直肠、肛门狭窄或肠道部分梗阻
颜色	一般呈黄褐色（婴儿粪便呈黄色或金黄色），可因摄入食物和药物的不同而发生变化	**柏油样便**：上消化道出血 暗红色便：下消化道出血 陶土色便：胆道完全梗阻 果酱样便：阿米巴痢疾、肠套叠 粪便带鲜血或便后滴血：肛裂、痔、直肠息肉等 白色"米泔水"样便：霍乱、副霍乱
气味	因摄入食物种类不同而异	**恶臭味**：严重腹泻 腐败味：下消化道溃疡、恶性肿瘤 腥臭味：上消化道出血 酸败味：消化不良、乳儿
混合物	含少量黏液，有时伴有食物残渣	**混有大量黏液**：各种肠炎 伴有脓血：结肠或直肠癌、细菌性痢疾等 伴有蛔虫、蛲虫：肠道寄生虫感染

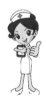

　　由于排便受年龄、饮食、活动、个人排便习惯及心理、治疗与疾病等因素影响，我们在评估粪便时应考虑这些因素。毛先生的粪便分别属于哪些异常？我们该如何护理？

二、排便异常的护理

　　排便异常包括便秘、腹泻和大便失禁。便秘即排便次数减少，排便失去规律，粪便干硬、排便费力。腹泻即排便次数增多，粪便又稀又薄不成形，甚至水样便。大便失禁即肛门括约肌不受意识的控制而引起不自主排便。护士须针对其病因和症状给予恰当的护理（表12-2）。

表 12-2　常见排便异常及其护理

排便异常	护理措施
便秘	**心理护理**：解释病因，安慰病人，消除病人的思想顾虑
	排便环境：安排足够的排便时间、提供隐蔽环境
	排便姿势：卧床病人可取坐位或将床头抬高，病情允许时可下床排便；手术病人必要时术前进行床上排便训练
	腹部按摩：按升结肠—横结肠—降结肠次序进行全腹按摩，使腹压增加，促进大便的排出；也可在左下腹深深按下后顺时针方向按摩
	药物刺激：可口服缓泻剂（容积性泻药如乳果糖口服溶液、硫酸镁等，刺激性泻药如果导、大黄等，润滑性泻药如甘油等），老年人及产后便秘者可用中成药苁蓉通便口服液，也可使用简易通便剂如开塞露等
	健康教育：养成定时排便的习惯；合理饮食，多食蔬菜和水果等，多饮水，适量摄入油脂食物；酌情床上或下床活动
	灌肠术：如以上措施均无效，可采用灌肠术。灌肠亦无效的粪便嵌塞者可考虑人工取便
腹泻	**心理支持**：关心病人，提供必要的心理支持及安慰
	卧床休息：减少肠蠕动，注意保暖；不能自理者及时提供便器
	饮食调理：注意饮食卫生，多饮水，给予清淡流质、半流质饮食，避免粗纤维和油脂食物；严重腹泻者暂禁食
	皮肤护理：每次便后取软纸轻擦肛门，温水清洗，并于肛周涂油膏，以保护皮肤
	遵医嘱用药：有肠道感染时可遵医嘱给予药物治疗。必要时服用口服补液盐与止泻剂，也可静脉输液等
	观察记录：观察并记录粪便情况（次数及性质）及全身情况（生命体征、面色、尿量等），必要时留标本。传染病病人按相应隔离原则护理
	健康教育：介绍腹泻相关知识，指导饮食卫生，多饮水，观察排便情况

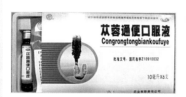

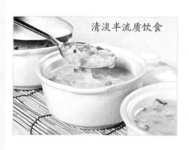

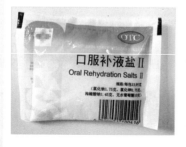

续表

排便异常	护理措施
大便失禁	**心理护理**：病人常感到自卑和忧郁、心情紧张而窘迫，护理人员应给予理解、尊重、支持和安慰
	皮肤护理、预防压疮：床上铺一次性中单，便后用温水清洗肛周皮肤，必要时涂软膏保护皮肤。勤观察骶尾部皮肤，勤翻身、勤擦洗，及时更换污衣被
	病室环境：定时开窗通风，去除不良气味，使病人舒适
	观察病情：了解病人排便的时间、规律，必要时提供便器
	健康教育：介绍大便失禁的原因和护理方法；指导其饮食卫生知识；教会病人肛门括约肌和盆底肌收缩锻炼的方法，如反复进行排便及排便结束的动作、仰卧抬臀运动、仰卧起坐等

任务二　灌肠术与肛管排气法

灌肠是医护人员帮助病人解除便秘的主要方法之一。根据不同病人的病情、年龄、治疗等情况，采用不保留灌肠和保留灌肠技术。近年来，全肠道灌洗液在肠道检查和手术前广泛应用。肛管排气技术能迅速有效地帮助病人解决腹胀之忧。

临床情境

孔女士，30岁，因长期从事办公室工作，缺少活动，又不喜进素食等导致习惯性便秘。最近一周内未排大便，腹胀明显，腹痛难忍而来院就诊。给予全腹及左下腹按摩、口服缓泻剂及使用开塞露等通便措施均未能排便。医嘱：大量不保留灌肠。

你能为孔女士解除这种难言的痛苦吗？你还应为她提供哪些健康指导？

灌肠术是将一定量液体由肛门经直肠灌入结肠，以帮助病人清洁肠道、排便、排气或经肠道给药，达到确定诊断及治疗目的的技术。

```
                        灌肠术
        ┌──────────────────┴──────────────────┐
    保留灌肠                             不保留灌肠
                              ┌──────────────────┴──────────┐
                      大量不保留灌肠、清洁灌肠            小量不保留灌肠
```

一、大量不保留灌肠

大量不保留灌肠曾经是临床最常用的灌肠技术，也是各种肠道手术、检查前清洁肠道的技术基础，操作流程见表12-3。但随着口服高渗肠道清洁剂的广泛使用，大量不保留灌肠与清洁灌肠日渐少用。

表 12-3　大量不保留灌肠

操作流程	操作要点
操作前 准备	**病人准备：** ● 评估病情、意识状态、生命体征、心理状态及合作程度、排便情况及肛周皮肤黏膜等情况 ● 消化道出血、妊娠、急腹症、严重心血管疾病等病人禁忌灌肠 **环境准备：** 安静、整洁；关门窗，拉开围帘以保护病人隐私 **护士准备：** 着装整洁，规范洗手（必要时修剪指甲），戴口罩 **用物准备：** ● 治疗车上层放治疗盘，内置一次性灌肠袋（含清洁手套）、石蜡油棉球、水温计、一次性尿垫、弯盘、卫生纸，遵医嘱配制灌肠溶液并测量液温（39℃～41℃），必要时备输液架和血管钳 ● 治疗车旁挂免水洗抗菌洗手液 ● 治疗车下层放感染性医疗垃圾桶和非感染性医疗垃圾桶 ● 便盆（可自备）

操作流程	操作要点
操作过程	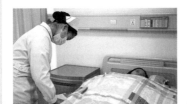 **核对解释：** ● 备齐用物推至床旁，再次核对病人床号、姓名，查看腕带上的住院号等信息，解释操作目的和配合要点 ● 请无关人员回避；嘱病人排尿 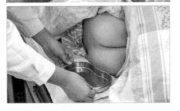 **安置卧位：** ● 协助病人取屈膝左侧卧位，褪裤至膝，移臀部至床沿，戴清洁手套，垫一次性尿垫于臀下，弯盘置臀边，卫生纸放于尿垫上 ● 排便不能自控者取仰卧位，臀下放便盆 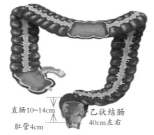 直肠10~14cm　乙状结肠40cm左右 肛管4cm **润管排气：** ● 取出一次性灌肠袋，夹闭调节器，倒灌肠溶液于灌肠袋内，挂于输液天轨上，袋内液面高于肛门位置40~60cm ● 血管钳夹石蜡油棉球润滑肛管 ● 排尽管内空气和冷液体，关闭调节器 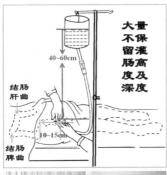 大量不保留灌肠高度及深度 40~60cm　结肠肝曲　10~15cm　结肠脾曲 **插管灌液：** 左手垫卫生纸分开臀裂，暴露肛门 ● 嘱病人"排便"，右手持肛管轻轻插入直肠7~10cm ● 固定肛管，开放调节器，使溶液缓慢流入，待液体灌完后关闭调节器 ● 灌肠过程中密切观察病人情况，遇以下情况时酌情处理：①灌肠液流入受阻时，移动或挤捏肛管；也可插入5cm后打开开关旋转插入，预防堵管；②腹胀或有便意时，嘱病人做深呼吸，酌情减慢流速或暂停灌肠；③病人出现脉速、出冷汗、面色苍白、剧烈腹痛、心慌气急等情况时，立即停止灌肠，并紧急处理 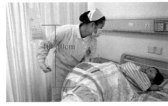 40~60cm **拔出肛管：** ● 卫生纸包裹肛管后拔出，取下灌肠袋置于感染性医疗垃圾桶内；用卫生纸擦净肛门，与尿垫及一次性弯盘一起撤至感染性医疗垃圾桶内（非一次性弯盘置治疗车下层）；脱手套置于感染性医疗垃圾桶内 ● 协助病人取舒适卧位，嘱其尽量忍耐5~10分钟后再排便 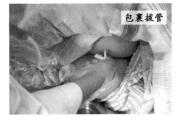 包裹拔管

操作流程	操作要点
操作后续工作	**安置观察：** • 协助病人穿裤，整理好床单位，收起围帘，开窗通风 • 对不能下床者，将便盆、卫生纸、呼叫器放在易取处 • 协助病人排便后观察粪便的量、性状、颜色，必要时留取标本送检 **处置记录：** • 按院感要求分类处理用物，洗手 • 在体温单底栏大便一栏中记录灌肠后大便情况，如1/E（灌肠后排大便一次）

二、各种灌肠的操作要点

不同的灌肠法适用人群及其作用、所用溶液不同（表12-4），操作方法与要点也有所区别（表12-5），小量不保留灌肠和保留灌肠也可用注洗器灌肠。

表 12-4　各种灌肠术的目的和常用溶液

灌肠方法	目的	常用溶液
大量不保留灌肠	• 排便排气，解除便秘及肠胀气 • 清洁肠道，为肠道检查、手术或分娩产妇做准备 • 减轻中毒，清除肠道内有害物质 • 为高热病人灌入低温液体降温	• 0.1%～0.2%肥皂液（肝昏迷病人禁用肥皂液等碱性溶液灌肠，以减少肠道内氨的产生与吸收） • 生理盐水（充血性心力衰竭或水钠潴留的病人禁用生理盐水灌肠，以减少钠的吸收）
小量不保留灌肠	• 软化粪便，解除便秘，适用于危重病人、年老体弱者、幼儿、腹部或盆腔手术后病人 • 排出肠道内积气，减轻病人腹胀	• 1：2：3溶液（50%硫酸镁30ml、甘油60ml、温开水90ml） • 甘油或液体石蜡50ml加等量温开水 • 植物油120～180ml
保留灌肠	• 将药液灌入直肠或结肠内，通过肠黏膜吸收，达到治疗目的 • 用于镇静、催眠或治疗肠道炎症	• 镇静催眠多用10%水合氯醛 • 治疗肠道炎症用黄连素（2%小檗碱）或抗生素溶液如新霉素等

表 12-5　各类灌肠法操作要点

灌肠方法	液量	液温	压力	肛管型号	卧位	深度	保留时间
大量不保留灌肠	成人：500～1000ml（伤寒病人≤500ml）	一般39℃～41℃（降温病人28℃～32℃；中暑病人4℃）	40～60 cmH$_2$O（伤寒病人≤30 cmH$_2$O）	24#～26#	左侧卧位	7～10cm	一般5～10分钟（降温病人需30分钟，排便30分钟后再测体温）
小量不保留灌肠	≤200ml	38℃	≤30 cmH$_2$O	20#～22#	左侧卧位	7～10cm	10～20分钟
保留灌肠①	≤200ml	39℃～41℃	≤30 cmH$_2$O	<20#	左侧抬臀②	10～15cm	≥1小时

注：①肛门、直肠、结肠等手术后及大便失禁的病人均不宜保留灌肠；灌肠前嘱病人排便；肠道感染的病人，最好在睡前灌肠；遵守操作要点，使灌入药液能保留较长时间，便于充分吸收；②阿米巴痢疾病人由于病变在回盲部，灌肠时可取右侧卧位，但由于结肠的解剖特点，宜先取左侧卧位。

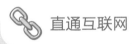 直通互联网

各种灌肠的插入深度

● 各种灌肠的深度，传统的做法是插管达到7～10cm（直肠横襞以上）即可，保留灌肠略深，为10～15cm。

● 不少护理人员在临床实践中发现：不管是保留灌肠还是不保留灌肠，此传统灌肠深度的效果并不理想。他们根据直肠和乙状结肠的解剖生理特点进行了相关研究，提出可用吸痰管代替肛管插入至乙状结肠中部（深度25～30cm），避免灌肠液直接刺激直肠黏膜导致很快产生便意而难以达到软化粪便的作用。不管是便秘病人、肠道检查或手术前清洁肠道，还是保留灌肠，此插入深度的灌肠效果均明显优于传统做法，且病人不适感明显减轻。

> 黎女士，55岁，在常规体检中疑患大肠疾病而来院进一步诊治。医嘱：无病肠镜检查，检查前4小时复方聚乙二醇电解质散溶解于3L温水中分次口服。
>
> 请指导黎女士正确服用肠道清洁剂。如果服药后未能按时排出清水便，护士可采用哪项技术帮助病人清洁肠道，以便病人能准时进行肠镜检查？

临床情境

三、其他通便及清洁肠道的方法

目前临床常用开塞露等简易方法帮助便秘病人通便，口服高渗溶液帮助肠道手术和检查前病人清洁肠道（表12-6），效果可靠、病人易接受。若口服肠道清洁剂（全肠道灌洗液）无效，可考虑采用清洁灌肠法。

表 12-6　其他通便或清洁肠道方法

通便方法	药物及其使用方法
口服肠道清洁剂	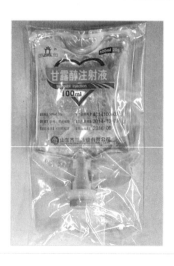 **复方聚乙二醇电解质散：** ● 是目前广泛用于成人肠镜或肠道放射检查前、结直肠手术前肠道准备的容积性泻药 ● 将A、B、C三包药粉一并倒入带刻度的大容量杯中，加温开水1000ml完全溶解即可服用。一般用量3000～4000ml，首次服用1000ml，以后每隔10～15分钟服用250ml，直至排出水样清便即可进行肠道检查或手术 ● 常见不良反应是腹胀、恶心和呕吐，不会导致水和电解质失衡，特殊人群亦可安全用药 **其他口服肠道清洁剂：**临床也用硫酸镁、甘露醇、复方电解质溶液（氯化钠、氯化钾和硫酸镁）、番泻叶等清洁肠道

续表

通便方法	药物及其使用方法
清洁灌肠	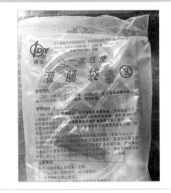 ● 清洁灌肠即反复多次大量不保留灌肠。首次用肥皂水，以后用生理盐水，灌肠数次后至排出液无粪质为止 ● 临床用于直肠、结肠检查及术前肠道准备（口服肠道清洁剂无效时）；但插管宜深、灌肠筒内液面距肛门高度宜低（≤30cm）、灌肠液流速宜慢
简易通便法	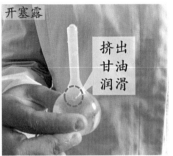 **开塞露：**内含甘油和山梨醇。病人取左侧卧位，挤出一滴药液润滑"肛管"后，嘱病人"排便"，缓慢将药液全部挤入直肠，保留5～10分钟后排便 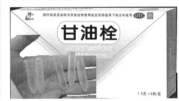 **甘油栓：**使用时一手戴清洁手套，温水湿润甘油栓，捏住其底部，嘱病人"排便"，用食指将其尽量插入直肠深处，保留5～10分钟后排便 **肥皂栓：**家庭中可用普通肥皂削成圆锥形通便，使用方法同甘油栓

临床情境

　　赖先生，67岁，因"转移性右下腹疼痛"收住普外科，诊断为"急性化脓性阑尾炎"。行阑尾切除术后3天仍不敢遵医嘱下床活动，出现腹胀、腹痛，护士为其进行腹部检查，见腹部明显膨隆，叩诊呈鼓音。

　　赖先生发生了什么情况？护士应如何处理？

四、肛管排气法

肠胀气是指有过多的气体积聚于胃肠道内，不能自主排出。常见于肠蠕动减弱或消失的病人，如胃肠道手术后不能早期下床活动者、长期卧床病人等。护士可通过有效的健康教育或协助病人床上活动预防肠胀气，必要时采用肛管排气法（表12-7）帮助肠胀气病人解除痛苦。

表 12-7　肛管排气法

操作流程	操作要点
操作前准备	**病人、环境、护士准备：**同大量不保留灌肠 用物准备：肛管及连接管、盛有清水的瓶子、带子、卫生纸、一次性尿垫
操作过程	**系瓶连接：** ● 核对、解释，把瓶子系在床边，酌情戴手套 ● 橡胶管的一端插在瓶内液面下，另一端连接肛管 **插管固定：** ● 病人取左侧卧位，润滑肛管的前端 ● 左手分开臀部，嘱病人"排便"，插肛管入直肠15～18cm ● 用胶布固定于臀部，橡胶管留出足够长度并固定 **排气观察：** ● 观察、记录瓶内气体溢出情况 ● 若排气不畅，可调整肛管位置、顺时针按摩腹部促进肛门排气，无效时还可协助病人翻身以促进肠蠕动 ● 肛管保留时间≤20分钟，否则可能导致大便失禁（肛门括约肌永久性松弛），必要时2～3小时后再行肛管排气 **拔管整理：**同大量不保留灌肠
健康教育	● 鼓励能床上活动的病人进行蹬车运动等主动活动；帮助不能活动的病人进行压腿运动等被动活动 ● 避免食用豆类、糖类等胀气食物，适量摄入高纤维素食物，进食宜细嚼慢咽

（裴华利）

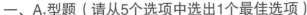

护考 "120"

一、A₁型题（请从5个选项中选出1个最佳选项）

1. 下列关于灌肠的注意事项，描述错误的是（　　）

　　A．伤寒病人灌肠液量不得超过500ml

　　B．肝昏迷病人宜用肥皂水灌肠

　　C．急腹症、消化道出血、妊娠等病人禁忌灌肠

　　D．中暑病人可用4℃生理盐水行大量不保留灌肠

　　E．对顽固性失眠者可给予保留灌肠进行镇静、催眠

2. 便秘病人的护理措施中，不妥的是（　　）

　　A．可从左下腹向上逆时针方向环形按摩全腹

　　B．可酌情口服乳果糖口服溶液、硫酸镁、果导等缓泻剂

　　C．协助病情允许者在隐蔽环境中取合适的体位排便

　　D．酌情使用开塞露、甘油栓等简易通便剂

　　E．必要时根据病人的年龄、病情等采用大量或小量不保留灌肠通便

3. 小量不保留灌肠使用的"1∶2∶3溶液"成分是（　　）

　　A．50%硫酸镁50ml，甘油60ml，温开水70ml

　　B．50%硫酸镁10ml，甘油20ml，温开水30ml

　　C．50%硫酸镁40ml，甘油50ml，温开水60ml

　　D．50%硫酸镁30ml，甘油60ml，温开水90ml

　　E．50%硫酸镁30ml，甘油50ml，温开水70ml

4. 大量不保留灌肠时灌肠筒内液面距肛门的垂直距离是（　　）

　　A．40～50cm　　　　　B．50～60cm　　　　　C．40～60cm

　　D．55～70cm　　　　　E．60～80cm

5. 关于病人疾病及其大便颜色异常，错误的是（　　）

　　A．上消化道出血—柏油样便　　　　B．胆道完全性梗阻—黄褐色便

　　C．阿米巴痢疾或肠套叠—果酱样便　　D．下消化道出血—暗红色便

　　E．肛裂、痔—大便表面有鲜血或便后有鲜血滴出

二、A₂型题（请从5个选项中选出1个最佳选项）

6. 某女学生，18岁，患急性细菌性痢疾，每日排脓血便7～8次。下述护理措施中错误的是（　　）

　　A．需执行严密隔离　　　　　　　B．排便后用软纸擦拭肛门，必要时温水清洗

C．注意补充营养、水分和电解质　　　D．给予低脂、少渣的流质饮食

E．卧床休息，注意腹部保暖

7．胡先生，诊断为慢性细菌性痢疾，需从直肠给药治疗。该病人应采取的正确卧位是（　　）

A．平卧位　　　　　　　　　B．侧卧位　　　　　　　　C．左侧卧位

D．右侧卧位　　　　　　　　E．截石位

8．田先生，从高处坠落导致脊椎受伤而截瘫，大小便失禁。下述护理措施中不妥的是（　　）

A．安慰病人，鼓励其以积极心态适应病后生活方式

B．病室经常开窗通风，保持室内空气新鲜

C．可使用成人型纸尿裤，但须经常更换并擦净臀部皮肤

D．定时翻身，避免臀部皮肤长期受压

E．让病人少喝水，以减少粪、尿排泄，保持臀部皮肤干燥

9．张先生，54岁，患阿米巴痢疾，护士为其做保留灌肠时，让其最终采取右侧卧位的目的是（　　）

A．使病人安全、舒适　　　　　　　　B．减轻药物毒副作用

C．缓解病人痛苦　　　　　　　　　　D．利于药液到达病变部位

E．减少药液对病人的刺激

10．钟先生，76岁，因直肠癌住院，将于次日手术。手术前做肠道清洁准备，目前临床最常用的方法是（　　）

A．嘱病人分次口服复方聚乙二醇电解质散等容积性泻药

B．行小量不保留灌肠一次，排出粪便

C．反复、多次行大量不保留灌肠，至排出液澄清为止

D．行保留灌肠一次，刺激肠蠕动，促进排便

E．行大量不保留灌肠一次，排出粪便

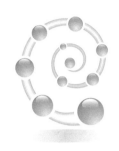

项目十三
各种引流护理

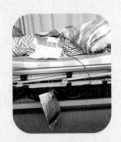

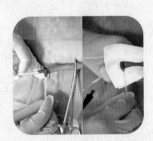

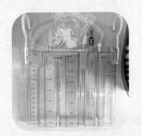

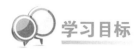

学习目标

◎ 掌握T管引流、膀胱冲洗、胸腔闭式引流、胃肠减压的护理措施；

◎ 掌握更换普通引流袋技术、更换胸腔闭式引流瓶技术、胃肠减压技术。

学习任务

◎ 正确护理置有T形引流管的胆道手术后病人；

◎ 正确护理膀胱冲洗的病人；

◎ 正确护理留置胸腔闭式引流管的胸部疾病病人；

◎ 正确护理胃肠减压的腹部疾病病人。

任务一　T管引流病人的护理

在肝胆外科，常可见因胆道结石等疾病手术治疗的病人，其中不少病人术后需在胆总管中放置T形引流管（以下简称"T管"）。护士必须学会T管的护理要点、观察要点和更换引流袋的方法等。

临床情境

> 葛阿姨，55岁，因进食油腻食物后剧烈腹痛，继而发热、黄疸，以"肝外胆管结石、急性胆管炎"紧急行胆总管切开取石术加T管引流术。手术顺利，术后病人安返病房。

> 针对葛阿姨的T管引流，护士须加强哪些护理工作？如何更换其引流袋？

一、T管引流的作用和护理

一般切开胆管的手术均需放置T管引流（图13-1），其作用有：①引流胆汁和减压，预防胆汁漏入腹腔而引起胆汁性腹膜炎；②支撑胆道，防止胆道狭窄等；③引流胆道内的泥沙样残余结石；④经T管造影或溶石等。护士必须认真落实T管引流术后病人的护理措施（表13-1），加强病情观察，促进其早日康复，预防感染、胆漏等术后并发症的发生。

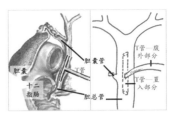

图 13-1　胆管内放置 T 管

表 13-1　T 管引流病人的护理

护理要点	护理措施
妥善固定T管	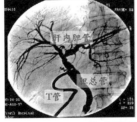 • 将T管先从皮肤开口处穿出，用缝线固定于腹壁，再用胶布固定在皮肤上 • 连接管不能太短，避免因翻身、起床活动而牵拉脱落
保持T管引流通畅	• 注意检查T管是否通畅，避免引流管折叠、扭曲、受压、阻塞，应经常由近心端向远心端挤捏 • 如引流管阻塞，可用无菌等渗盐水缓慢、低压冲洗
防止逆行感染	• 防止胆汁逆流引起感染：引流袋必须低于腹壁切口高度；不挤捏引流袋；及时倾倒引流液，确保袋内液体不过满 • 按无菌原则定期更换引流袋
观察引流和全身情况	观察胆汁颜色、性状和引流量： • 正常胆汁呈深绿色或棕黄色，清晰无沉淀、略稠 • 颜色过淡或过于稀薄，表明肝功能不佳；混浊，表明有感染；有泥沙样沉淀物，表明有残余结石 • 胆汁引流量一般为每天300~700ml，量过少可能是T管阻塞或肝衰竭所致，量过多则表明胆总管下端狭窄或堵塞 观察病人全身情况： • 若病人体温下降，大便颜色加深，黄疸消退，说明肝内外胆管通畅；否则表示胆管下端尚不通畅 • 若病人发热、腹痛及出现腹膜刺激征，首先考虑胆汁渗漏至腹腔所致胆汁性腹膜炎，须及时处理
拔管护理	• T管一般放置12~14天，拔管前一般先经T管行胆道造影，显示正常后2~3天才可拔管 • 考虑拔管后应先试着在每餐前后酌情夹管约2小时，需1~2天；无复发则全天夹管1~2天。夹管时注意病人有无腹胀、腹痛、发热、黄疸等复发表现 • 拔管后用无菌凡士林纱布堵塞伤口，有少量胆汁从引流口流出者覆盖纱布即可；拔管1周内，警惕胆汁外漏和腹膜炎

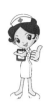

同学们，T管的放置时间目前临床多倾向于延长至1个月左右，以利于瘘道形成，故病人常需带管出院。护士必须做好他们的健康教育，提高其自我护理能力。

 直通互联网

带 T 管出院病人的家庭自我护理

- 避免牵拉，防止T管脱出，在置入处做标记。若不慎拔出，应立即就医。
- 引流袋不可高于切口，活动时可挂于裤带下；每周去社区更换引流袋两次。
- 每天在同一时间放掉引流液，并记录引流液的颜色、性状和量。
- 确保引流管周围皮肤及切口处纱布清洁干燥，每周换药一次，有渗液或淋浴后应及时换药。
- 采用淋浴，用保鲜薄膜覆盖引流管处；尽量穿宽松柔软的衣服；避免提举重物或过度活动；避免油腻饮食和饱餐，多喝水。

二、更换普通引流袋

T管和留置导尿管等多数引流管的护理措施相似，不同的病人还会用到各种不同风险的管道。护士必须正确标注或仔细看清管道上的标识（图13-2），严格区分"高危风险"管道（气管插管、气管切开套管、T管、脑室外引流管、胸腔引流管、动脉留置针、各种中心静脉置管、吻合口以下的胃管、鼻胆管、鼻肠管、胰管、腰大池引流管、透析管、漂浮导管、心包引流管、前列腺及尿道术后的导尿管等）、"中危风险"管道（各类造瘘管、伤口引流管、穿刺引流管、腹腔引流管、盆腔引流管、宫腔引流管等）及"低危风险"管道（导尿管、普通胃管等），给予恰当护理，确保病人的安全。定期更换引流袋是预防管道相关感染、保持引流通畅的重要措施之一，其操作规程见表13-2。

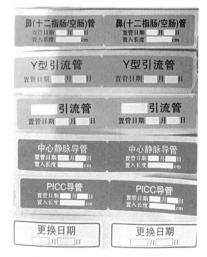

图 13-2 医院常用导管标识带

表 13-2　更换普通引流袋

操作流程	操作要点
操作前准备	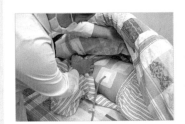**评估病人：**评估病情，观察伤口敷料和引流情况（颜色、性状、量），病人理解更换引流袋的目的和配合方法
	环境准备：安静、整洁、温湿度适宜，光线适中
	护士准备：衣帽整洁、规范洗手（必要时修剪指甲）、戴口罩
	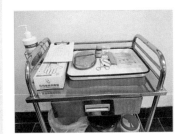**用物准备：** ● 治疗车上层放治疗盘，内置血管钳、一次性引流袋、无菌弯盘2个（一底一盖，内放消毒纱布1块、镊子1把）、复合碘、棉签、S形钩、一次性治疗巾，记录更换日期的标签，治疗盘外放清洁手套、医嘱执行单 ● 治疗车旁挂免水洗抗菌洗手液 ● 治疗车下层放感染性医疗垃圾桶和非感染性医疗垃圾桶
操作过程	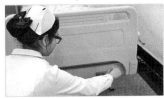**核对解释：** ● 推治疗车至病人床旁，双向核对床号、姓名，查看腕带上的住院号等信息以确认病人身份 ● 解释操作目的和配合要点 ● 取低半卧位或平卧位，酌情关门窗、拉开围帘
	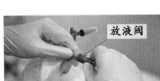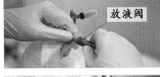**检查挂袋：** ● 戴一次性手套 ● 检查无菌引流袋外包装是否密封、是否在有效期内 ● 取出引流袋，检查引流袋是否破损，引流管是否扭曲，关紧放液阀 ● 将引流袋挂于床沿，弯曲管子连接端压于床垫下（露出管端） ● 将病人近侧手放于胸前，检查伤口，暴露引流管，注意保暖
	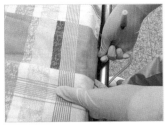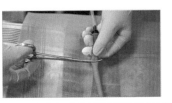**挤管夹管：** ● 将治疗巾或引流袋外包装垫在引流管接口下 ● 由近心端至远心端（离心方向）挤压引流管 ● 用血管钳夹住引流管接口上3~6cm处

操作流程	操作要点
操作过程	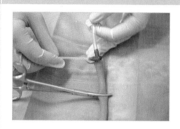 **消毒接口：** ● 用消毒液棉签先以接口为中心环形消毒一圈，然后向上消毒2.5cm ● 用另一棉签环形消毒一圈后向下消毒2.5cm 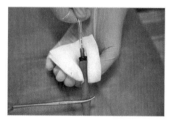 **裹管分离：** ● 打开弯盘，用镊子取无菌纱布放在左手，裹住接口处 ● 分离引流管，露出管口 ● 右手将引流管轻轻抖动后（折叠）夹于左手指间 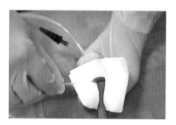 **消毒接管：** ● 用消毒液棉签消毒引流管横截面 ● 取出新管，拔下保护帽、连接无菌引流袋，保护帽套住污管头 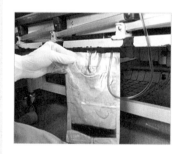 **挤管观察：** ● 松开血管钳，将污管头压于床垫下 ● 离心挤压引流管，观察是否通畅 ● 撤治疗巾或外包装于医疗垃圾桶内，拉好盖被 ● 观察引流液的颜色、性状、量，关闭引流管开关，置引流袋于治疗车下层感染性医疗垃圾桶内，脱手套于垃圾桶内 ● 洗手，在标签上填写更换日期与时间，贴于引流袋上
操作后续工作	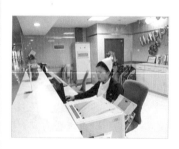 **整理宣教：** ● 妥善安置病人，整理床单位 ● 宣教注意事项，收起围帘，酌情开门窗 ● 整理用物，再次核对 **处置记录：** ● 推治疗车回污物处置室，按院感要求分类处理用物 ● 规范洗手，脱口罩，记录引流液颜色、性状、量及病人的反应

任务二　膀胱冲洗病人的护理

在医院的每个病区，常有病人留置导尿管，此类侵入性操作最大的护理风险就是逆行性感染，一旦发生感染，膀胱冲洗是必要的处理措施。泌尿系统手术后的膀胱冲洗，在泌尿外科非常多见。

临床情境	吴爷爷，71岁，因尿频、夜尿逐渐增多，进行性排尿困难2个月，受凉后12小时未排尿而以"良性前列腺增生症（BPH）、急性尿潴留"入院。非手术治疗后效果不明显，完善各项检查后实施经尿道前列腺电切术（TURP），据病情术后牵拉气囊导尿管预防出血，持续膀胱冲洗。
	护士应怎样实施膀胱冲洗？

膀胱冲洗是通过留置导尿管或膀胱造瘘管，将药液注入膀胱后再经导管排出体外（图13-3），反复进行，冲出膀胱内残渣、血液、脓液等，以防治感染或尿路堵塞。常用冲洗溶液有生理盐水、抗生素溶液、0.02%呋喃西林溶液、3%硼酸溶液、0.02%雷佛奴尔（乳酸依沙吖啶）溶液等。液温35℃～37℃（膀胱出血者用4℃冷冲洗液，可用输液恒温器）。护士须掌握膀胱冲洗的方法（表13-3），注意观察尿液和全身情况，预防术后出血、泌尿系统感染等并发症。

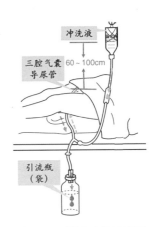

图 13-3　膀胱冲洗示意图

表 13-3　膀胱冲洗术种类及其护理

冲洗方式	护理要点
密闭式膀胱冲洗法	**输液式冲洗：** ● 遵医嘱准备冲洗液，"输液"前准备同静脉输液法 ● 排空膀胱、关闭尿袋开关，常规消毒与气囊管会合前的导尿管，刺入输液钢针，妥善固定针头，液体流入膀胱，稍后排出 ● 滴速控制在每分钟60滴左右，每次100～300ml，每天2～3次。膀胱手术后应低压慢冲，每次冲洗量≤50ml ● 常用于长期留置导尿者发生尿路感染时及膀胱手术后病人

续表

冲洗方式	护理要点
密闭式膀胱冲洗法	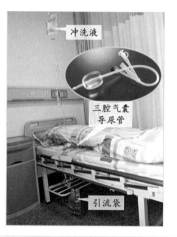 **持续膀胱冲洗：** ● 经膀胱前列腺切除术后可经导尿管和膀胱造瘘管持续冲洗膀胱 ● TURP、TUVP（经尿道前列腺汽化电切术）术后利用三腔气囊导尿管持续冲洗，经冲洗管进入、引尿管排出（左图） ● 选择其中较粗的导管引流液体，可减少血块堵塞引流管 ● 术后持续冲洗3～7天，速度据引流液颜色而定，色深（血色）或有血块时，速度应快，色浅则慢 ● 更换冲洗装置每天1次，消毒尿道口每天2次
开放式膀胱冲洗法	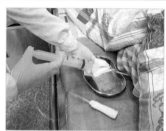● 排空膀胱，分离导尿管（或膀胱造瘘管）与引流管，消毒接口后连接无菌膀胱冲洗器，缓慢、反复冲洗至流出液体澄清 ● 密切观察病情，有鲜血流出或剧痛、引流量少于输入量等情况时停止冲洗 ● 严格无菌操作 ● 因易污染故目前少用

任务三　胸腔闭式引流病人的护理

　　胸腔积气、积液、积血等病人往往需要放置胸腔闭式引流管以引流气体或液体，恢复胸腔对呼吸、循环的正常功能。确保正确引流及管道密闭、通畅、无菌，严密观察引流和呼吸等情况，是护理置有胸腔引流管病人的工作重心。

临床情境

　　钟大叔，55岁，车祸导致多根多处肋骨骨折、开放性气胸等多发性损伤，现场包扎固定胸壁软化区、封闭胸壁伤口后由"120"送急诊科，行急诊肋骨内固定术、胸腔闭式引流术。

　　病人术后回病房，护士应如何加强其胸腔闭式引流系统的护理？

胸腔闭式引流的原理是利用水封瓶中的液体隔离胸膜腔与外界空气，借助重力引流排出胸膜腔内的渗液、血液和空气，重建胸膜腔正常的负压，促使肺复张。它还可平衡胸膜腔压力，保持纵隔正常位置；发现胸膜腔内活动性出血及支气管残端瘘等并发症。因此，护士必须了解胸腔闭式引流相关知识（表13-4和表13-5），认真落实置管术后病人的护理措施（表13-6），以确保其安全，促进早日康复。

表 13-4　胸腔闭式引流的目的、适应证和置管部位

引流目的	适应证	置管部位	管径
排气	外伤性或自发性气胸，肺压缩≥30%病人	锁骨中线第2肋间	1cm
排液排血	各种血胸（癌性血胸病人禁用）及胸腔积液病人	腋中线到腋后线之间第6～8肋间	1.5～2cm
排脓	脓胸（结核性脓胸病人禁用）病人	脓腔最低点	1.5～2cm或略粗

表 13-5　胸腔闭式引流装置及其工作原理

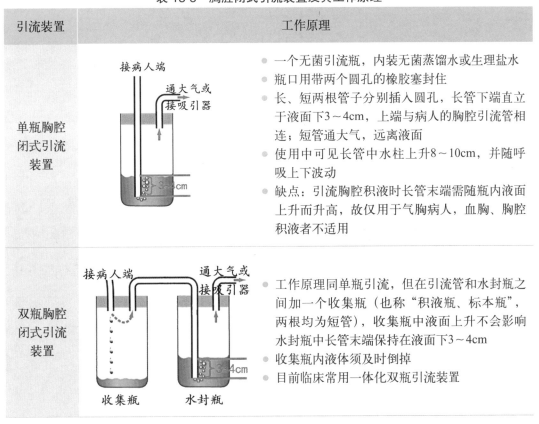

引流装置	工作原理
单瓶胸腔闭式引流装置	• 一个无菌引流瓶，内装无菌蒸馏水或生理盐水 • 瓶口用带两个圆孔的橡胶塞封住 • 长、短两根管子分别插入圆孔，长管下端直立于液面下3～4cm，上端与病人的胸腔引流管相连；短管通大气，远离液面 • 使用中可见长管中水柱上升8～10cm，并随呼吸上下波动 • 缺点：引流胸腔积液时长管末端需随瓶内液面上升而升高，故仅用于气胸病人，血胸、胸腔积液者不适用
双瓶胸腔闭式引流装置	• 工作原理同单瓶引流，但在引流管和水封瓶之间加一个收集瓶（也称"积液瓶、标本瓶"，两根均为短管），收集瓶中液面上升不会影响水封瓶中长管末端保持在液面下3～4cm • 收集瓶内液体须及时倒掉 • 目前临床常用一体化双瓶引流装置

引流装置	工作原理
三瓶胸腔闭式引流装置	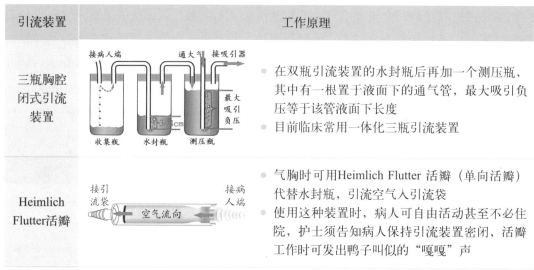 · 在双瓶引流装置的水封瓶后再加一个测压瓶，其中有一根置于液面下的通气管，最大吸引负压等于该管液面下长度 · 目前临床常用一体化三瓶引流装置
Heimlich Flutter活瓣	· 气胸时可用Heimlich Flutter 活瓣（单向活瓣）代替水封瓶，引流空气入引流袋 · 使用这种装置时，病人可自由活动甚至不必住院，护士须告知病人保持引流装置密闭，活瓣工作时可发出鸭子叫似的"嘎嘎"声

同学们，了解了这些胸腔闭式引流的知识，你们还必须掌握置有胸腔引流管病人的护理，学会更换胸腔闭式引流瓶。更换时千万要小心！你一个"小小"的疏忽就可能会加重病人病情甚至危及病人生命！

表 13-6　胸腔闭式引流病人的护理

护理要点	护理措施
正确连接、妥善固定，保持引流系统密闭	**正确连接、妥善固定引流装置：** · 引流瓶应低于胸腔引流口平面60～100cm（下床活动时引流瓶低于膝关节），确保利用重力引流产生负压，并防止液体逆流 · 长玻璃管置于液面下3～4cm并直立，用双钩挂于床下以防止踢倒

续表

护理要点	护理措施
正确连接、妥善固定，保持引流系统密闭	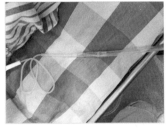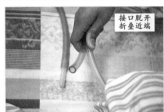 **正确选择引流装置，确保引流系统密闭：** • 为避免空气进入胸膜腔，引流瓶、管多用塑料制成，所有的接头衔接必须紧密，采用螺旋形接口不易松脱 • 引流管周围皮肤用凡士林纱布严密包盖 • 更换引流瓶或搬运病人时须用两把止血钳双重夹闭引流管（中心静脉导管引流者更换时可用两个管夹夹闭导管）；搬运前把引流瓶放于病人两腿间，搬运后先使引流瓶低于胸腔再松止血钳 • 告知病人及家属紧急情况的处理：若引流管脱落，立即用手捏闭伤口，再用凡士林纱布封闭伤口；若引流管接口脱开或引流瓶破碎，立即折叠近端引流管，同时呼叫医护人员处理
保持引流管通畅	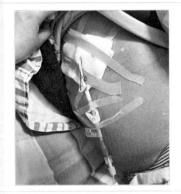 • 术后病人宜取半坐卧位并定时翻身，卧向患侧时伤口周围垫软物以避免管道受压折叠，并防止疼痛（目前临床使用中心静脉导管行胸腔闭式引流，避免了此情况） • 鼓励病人咳嗽、咳痰和深呼吸 • 定时离心方向挤捏引流管，避免堵塞；翻身活动时防止引流管脱出、折叠、扭曲、受压等
严格无菌，防止逆行感染	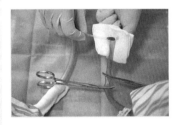 • 置管过程中严格遵守无菌原则，注重皮肤消毒；引流装置严格保持无菌 • 保持伤口敷料清洁干燥，一旦渗湿立即消毒、更换 • 引流瓶始终低于胸壁伤口，防止引流液逆流回胸腔导致逆行性感染 • 长时间引流者每周更换引流瓶一次，更换过程中严格保持引流系统密闭和无菌，基本方法同普通引流
观察和记录	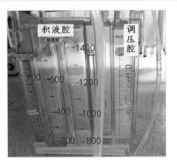 • 密切观察长玻璃管内水柱波动情况：正常水柱波动4～6cm并伴有气体或液体排出，肺膨胀后波动幅度逐渐减小至停止；水柱平液面且无波动提示引流系统有漏气或管道不通畅 • 每日观察并记录引流液的性质、颜色和量 • 术后24小时内引流量应≤500ml，且量渐少、色渐淡；若量过少应查看引流管是否通畅

护理要点	护理措施
拔管指征与护理	 **拔管指征：** ● 胸腔引流管一般安置48～72小时 ● 长玻璃管内水柱在液面以上但停止波动，提示肺已复张，胸腔负压已重建 ● 引流管内无气体排出或引流量明显减少（<50ml/d，脓液<10ml/d）且色淡 ● 胸片证实肺已完全复张，病人无呼吸困难，听诊呼吸音恢复正常时，可先试行封管观察 **拔管护理：** ● 拔管时病人取半卧位或坐在床边，鼓励病人咳嗽，挤压后夹管，嘱病人深吸气后屏住，迅速拔管同时用油纱布封闭伤口，敷料包扎固定 ● 拔管后密切观察病人有无呼吸困难、胸闷、伤口漏气、渗液、出血和皮下气肿等异常情况

任务四 胃肠减压病人的护理

因各种原因导致胃肠道破裂、肠梗阻、急性胰腺炎等病人需要插入胃肠管，吸出胃肠内容物，以降低胃肠道压力，此即胃肠减压术。保持系统的密闭状态、维持负压吸引是确保胃肠减压效果的关键。

临床情境	小刘，女，高三学生，午饭后立即和同学一起跳绳，不久出现阵发性剧烈腹痛并向腰背部放射、频繁呕吐2小时，以"急性小肠扭转、肠梗阻"收住外科病区。入院后即予禁食、胃肠减压，必要的术前准备后行急诊肠扭转复位术+肠系膜固定术。 护士应如何使该病人的胃肠减压装置起到"减压"作用？

胃肠减压术是利用负压吸引的原理，通过置入胃内或肠道的引流管，吸出积聚于胃肠道的内容物，降低胃肠道压力。用于下列病人：①减少胃肠道穿孔或破裂病人的胃肠内容物漏入腹腔，减轻腹膜炎；②降低肠梗阻病人的胃肠道压力，减轻腹胀，改善肠壁血供；③利于胃肠道手术病人的胃肠吻合口愈合，防止形成消化道瘘；④减轻肝、脾、胰手术者术中胃肠胀气，利于手术操作；⑤消除腹腔手术后病人肠胀气，减轻腹胀，促进胃肠蠕动恢复。护士必须熟练掌握胃肠减压的方法及其相关知识（表13-7），确保胃肠减压装置的密闭和负压状态，保证其有效吸引。

表 13-7　胃肠减压及其护理

胃肠减压	具体内容和要求
常用装置	**一次性负压吸引器（最常用）：** ● 吸引导管 　米-阿氏管：管长300cm，可置入小肠直接吸出肠内积气和积液，主要用于肠梗阻 　胃管：长125cm，头端有5~6个侧孔的硅胶管或橡胶管。一般通过鼻腔插入胃内以吸出液体和气体 ● 液体收集器及其负压产生装置：紧密连接胃管与负压吸引器，打开排气口，压扁中心弹簧的同时盖严排气口，松手后依靠弹簧的回弹作用保持液体收集器的负压 ● 也有可压扁的螺纹塑料"杯子"形状的一次性负压吸引器 **其他负压吸引装置：**中心负压吸引、负压吸引器等
护理要点	● 解释配合要点、插管方法、口腔护理等同鼻饲法（详见本书项目四任务二） ● 妥善固定胃肠减压管，保证持续通畅。若有内容物阻塞，可用生理盐水或温水冲洗胃管；定时检查或倾倒引流液，确保减压装置密闭、负压吸引有效；每日更换吸引器 ● 观察并记录吸出液体的性状、量及病情变化等 ● 胃肠减压期间禁食、禁饮，停用口服药物；如需从胃管内注药，注药后应夹管并暂停吸引超过1小时；予肠外营养，维持水、电解质及酸碱平衡 ● 拔管：病情稳定，肠蠕动恢复，肛门排气、排便，腹痛、腹胀消失可拔管。分离吸引装置与胃管，于吸气末屏气拔管。其余同鼻饲法

图中标注：打开排气口；压下弹簧，盖严排气口；接胃管；排气口；无负压；有负压；中心吸氧；中心负压吸引；观察引流量；1000ml；750ml；500ml

（杨慧兰　沈红利）

护考 "120"

一、A₁型题（请从5个选项中选出1个最佳选项）

1．关于胃肠减压护理，不正确的是（　　）

    A．病人应禁食　　　　　　　B．保持减压管通畅　　　　C．口腔护理每天2次

    D．胃管堵塞时禁止冲洗　　　E．记录吸出液的量及性质

2．关于前列腺术后1周内护理，不妥的是（　　）

    A．放置导尿管和膀胱造瘘管　　　　B．膀胱冲洗液可自气囊导尿管注入

    C．病人腹胀，可采用肛管排气法　　D．冲洗液可从耻骨上造瘘管流出

    E．冲洗液中必要时加入止血剂

3．膀胱冲洗的目的不包括（　　）

    A．清洁膀胱　　　　　　　　B．防止膀胱内血块形成　　C．减少疼痛

    D．稀释尿液，防治感染　　　E．防治尿路堵塞

4．膀胱冲洗溶液不用（　　）

    A．等渗盐水　　　　　　　　　　　　B．1：5000（0.02%）高锰酸钾溶液

    C．1：5000（0.02%）雷佛奴尔溶液　　D．3%硼酸溶液

    E．1：5000（0.02%）呋喃西林溶液

5．T管引流与腹腔引流管的护理措施不同的是（　　）

    A．保持引流管通畅　　　　　　　　B．定期更换引流袋

    C．拔管前夹管观察2天左右　　　　D．观察引流液的量和性状

    E．引流袋不得高于引流出口

6．更换普通引流袋的操作中，不妥的是（　　）

    A．严格无菌操作　　　　　　　　　B．从近心端向远心端挤捏引流管

    C．血管钳夹于接口近心端3～6cm处　D．严格消毒接口及其周围引流管

    E．操作中引流袋和引流管可放于任何高度

7．关于胸腔闭式引流，错误的说法是（　　）

    A．气胸病人的引流管应置于腋后线第6～8肋间

    B．气胸病人可用单瓶引流，胸腔积液病人宜用一体化双瓶或三瓶引流

    C．长玻璃管置于水封瓶的液面下3～4cm并保持直立

    D．用中心静脉导管行胸腔闭式引流可明显降低病人的不适和并发症

    E．引流瓶用双钩平挂于床下，液面距引流口60～100cm

8．拔除胸腔闭式引流管时应（　　）

    A．深呼气后屏气　　　B．深吸气后屏气　　　　　C．正常呼吸

    D．浅呼气后屏气　　　E．浅吸气后屏气

9．下列关于T管护理叙述错误的是（　　　）

    A．下床活动时引流袋应低于腰部　　　　　　B．T管阻塞，必要时可低压冲洗

    C．胆总管下段阻塞时引流量增多　　　　　　D．正常胆汁色泽为深绿，很稀薄

    E．T管造影显示通畅、无残余结石，夹管观察2天无异常后可拔管

10．T管引流的主要作用不包括（　　　）

    A．防止胆汁性腹膜炎　　　　　　　　　　　B．减轻胆总管缝合处张力

    C．促进炎症消退，引流残余结石　　　　　　D．防止胆管狭窄、梗阻等并发症

    E．便于观察病人的全身情况有无好转

11．拔除T管的最主要指征是（　　　）

    A．引流液颜色正常　　　　　　　　　　　　B．黄疸逐日消退、无发烧、无腹痛

    C．大便颜色正常，食欲好转　　　　　　　　D．引流量逐日减少

    E．T管造影显示无残余结石，夹管试验提示无病情变化

二、A₂型题（请从5个选项中选出1个最佳选项）

12．封女士，40岁，胆道手术后，T管引流2周，拔管前先试行夹管1～2天。夹管期间注意
    观察（　　　）

    A．有无腹痛、发热、黄疸　　　　　　　　　B．饮食、睡眠

    C．大便的颜色　　　　　　　　　　　　　　D．引流口有无渗液

    E．神志、血压和脉搏

13．王先生，60岁，行肺段切除术后2小时，病人自觉胸闷，呼吸急促，测血压、脉搏均
    正常，见水封瓶内有少量淡红色液体，水封瓶长玻璃管内的水柱平液面且不波动。
    考虑为（　　　）

    A．呼吸中枢抑制　　　　　　　　　　　　　B．肺水肿

    C．胸腔内出血　　　　　　　　　　　　　　D．引流管阻塞或引流系统漏气

    E．肺已复张，重建胸膜腔负压

14．楚女士，34岁，胸部外伤后呼吸困难，发绀，脉快，体检时见胸壁有一约3cm长的开
    放性伤口，呼吸时伤口处发出"嘶嘶"声。留置胸腔闭式引流管，某天引流管不慎
    脱出，正确的紧急处理是（　　　）

    A．立即报告医生　　　　　　　　B．快速捏闭伤口后用无菌凡士林纱布封闭引流口

    C．把脱出的引流管重新插入　　　D．给病人吸氧

    E．急送手术室处理

15．赵先生，行胆总管切开取石、T管引流术。术后第3天，护士查房时发现T管无胆汁流
    出，病人诉腹部胀痛。首先应（　　　）

    A．准备T管造影　　　　　　　　B．检查T管是否受压、扭曲

    C．用注射器抽吸T管　　　　　　D．用无菌生理盐水冲洗T管

E．继续观察，暂不处理

16．龚女士，49岁，一年前因"急性坏疽性阑尾炎穿孔、弥漫性腹膜炎"手术治疗。一周前因"粘连性肠梗阻"入院，医嘱予禁食、胃肠减压。胃肠减压护理中错误的是（　　）

A．插入胃管后连接一次性负压吸引器

B．向下压吸引器弹簧的同时须盖严排气口

C．在减压过程中需保持引流系统密闭

D．更换一次性吸引器时不需遵守无菌原则

E．"痛、吐、胀、闭"等肠梗阻症状消失后可拔管

三、A₃/A₄型题（请从5个选项中选出1个最佳选项）

（17～20题共用题干）龚先生，28岁，胸部外伤致右侧第5肋骨骨折并发气胸，呼吸极度困难，面色发绀，出冷汗。检查：血压80/60mmHg，气管向左侧移位，右胸廓饱满，叩诊呈鼓音，呼吸音消失，颈、胸部有广泛皮下气肿等。医生紧急排气后采用胸腔闭式引流治疗。

17．判断胸腔引流管是否通畅的最简单方法是（　　）

A．检查病人的呼吸音是否正常　　　B．检查引流瓶中是否有引流液

C．检查引流管是否扭曲　　　D．检查引流管是否有液体引出

E．观察水封瓶中长管内水柱是否波动

18．更换引流瓶和搬动此病人时应特别注意（　　）

A．嘱病人屏住呼吸　　　B．避免压迫引流管

C．双重夹闭引流管　　　D．保持引流通畅及引流瓶直立

E．注意观察引流液排出情况

19．该病人目前最适宜的体位是（　　）

A．侧卧位　　B．平卧位　　C．半卧位　　D．头低足高位　　E．中凹位

20．关于龚先生胸腔闭式引流系统的护理，错误的是（　　）

A．注意无菌操作　　　B．确保管道密封、通畅

C．妥善固定，严防脱落　　　D．注意水柱波动情况

E．更换胸腔闭式引流瓶时棉签应伸进引流管内消毒

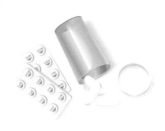

项目十四
给药护理

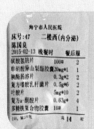

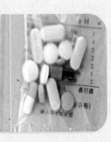

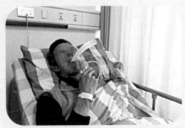

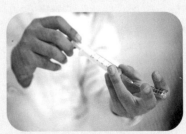

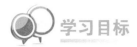 学习目标

◎ 掌握给药原则、口服给药、超声雾化吸入、氧气雾化吸入、注射原则、药液抽吸技术、各种注射技术；

◎ 熟悉病区药品的管理、医嘱的种类及处理；

◎ 了解影响给药的因素、手压式雾化吸入、局部给药法。

 学习任务

◎ 正确陈述给药原则，写出医院常用外文缩写及中文译意，说出药物保管的要求；

◎ 说出各类医嘱的不同点，能初步处理各类医嘱；

◎ 安全、正确地实施口服给药、吸入给药、各种注射给药；

◎ 给药时严格执行各项操作规程，确保安全。

任务一　认识给药和医嘱

给药是临床最常用的一种治疗方法，用于预防、诊断及治疗疾病。给药时，护士的角色是药物治疗方案的直接执行者，又是病人安全用药的监护者。责任在左，安全在右！护士必须严格遵循给药原则，确保病人的用药安全。

临床情境

实习护士小钟在医院护理部参加完"实习护士岗前培训"后，在总带教老师的带领下来到了实习的第一站——内科病区。带教老师领着小钟熟悉了病区的环境、病人、用物的放置等，走到治疗室药柜前时，带教老师指着一支支药物，问小钟：你知道药物有哪些种类吗？护士应如何保管这些药物？需遵循哪些药物治疗原则才能确保病人的安全？护士如何按照医嘱给药呢？

一、病区药品的种类和管理

病区常用药物有内服药、注射药等，护士必须根据它们的不同性质和特点妥善保管（表14-1），以免药物变质而失去其应有的疗效，甚至增加毒性。

表 14-1　病区药品的种类和管理

病区药品	具体内容和要求
种类	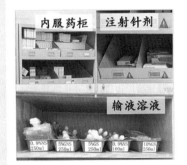 **内服药**：片剂、胶囊、丸剂、散剂、溶液、酊剂、合剂等 **注射药**：溶液、粉剂、油剂、混悬液及结晶等 **外用药**：溶液、软膏、搽剂、酊剂、粉剂、滴剂、栓剂、洗剂及涂膜剂等 **新剂型**：胰岛素泵、粘贴敷片、植入慢溶药片等
领取	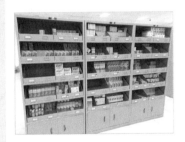 **中心（病区）药房**：医院设中心药房，负责病人的日间用药，病区护士核对无误后领回 **病区**：小药柜内存放少量常用药物，专人保管，按规定领取和补充。病人使用的特殊药、贵重药，凭医生处方领取。对于剧毒药、麻醉药，病区内有固定数量，用后凭医生处方和空安瓿领取补充 **电子计算机联网管理**：从医生开出医嘱，到医嘱处理，药品划价、记账等均由全院计算机联网管理
保管	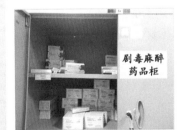 **药柜放置：** ● 药柜置于通风、干燥、光线明亮处，避免阳光直射 ● 药柜整洁，专人负责，定期检查药品质量，确保安全 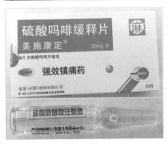 **分类保管：** ● 按内服、注射、外用、剧毒药等分类保管，并按有效期先后顺序排列 ● 贵重药、麻醉药、剧毒药标记明显，加锁保管，专本登记，班班交接 ● 个人专用药注明病人床号、姓名，并单独存放

续表

病区药品	具体内容和要求
保管	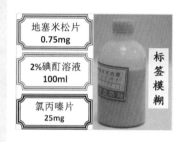 **标签明显：** 药瓶上应贴有明显标签，内服药标签为蓝色边，外用药标签为红色边，剧毒药标签为黑色边。并标明药名、浓度、剂量
	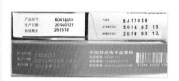 **定期检查：** 定期检查药物有效期和质量，若发现药物过期、霉变、潮解、异味、沉淀、混浊或标签脱落、难以辨认等现象，不再使用
	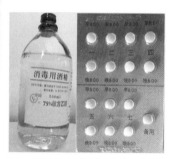 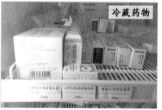 **妥善保存：** 根据药物性质妥善保存 ● 易挥发、潮解或风化的药物：如碘酊、乙醇、过氧乙酸、糖衣片、干酵母等，须装瓶盖紧保存，固体药宜采用泡罩包装 ● 易被热破坏的药物：如疫苗、胰岛素、抗毒血清、血液制品、胎盘球蛋白等，置于冰箱内保存（冷藏于2℃～10℃） ● 易氧化和遇光变质的药物：如盐酸肾上腺素、维生素C、氨茶碱等，应装在有色瓶中或用黑纸遮光，置于阴凉处 ● 易燃、易爆的药物：如乙醚、乙醇、环氧乙烷等，应单独存放，须密闭并置于阴凉处，远离明火 ● 易过期的药物：如胰岛素、各种抗生素等，应定期检查，按有效期先后有计划地使用，避免浪费

二、安全给药原则

给药关系到病人的生命健康，护士一定要加强工作责任心，严格遵守安全给药原则（表14-2）。

表 14-2　安全给药原则

给药原则	具体要求
根据医嘱给药	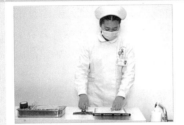 <ul><li>给药属于非独立性的护理操作，必须严格按医嘱执行</li><li>对有疑问的医嘱，应及时向医生提出，了解清楚后方可给药，避免盲目执行，也不得擅自更改</li></ul>
严格执行查对制度	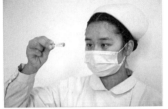 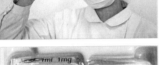 **查对制度：**是保证给药等治疗安全的最重要措施，护士必须严格做到"三查八对"，确保"五正确" <ul><li>三查：操作前查、操作中查、操作后查（查"八对"的内容）</li><li>八对：对床号与住院号（病案号）、姓名、药名、浓度、剂量、时间、方法、有效期</li><li>五正确：将正确的药物按正确的剂量、通过正确的途径、在正确的时间内给予正确的病人</li></ul>
正确给药	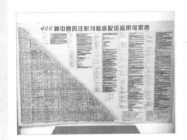 **合理掌握给药次数与时间：**给药的间隔时间以药物半衰期为参考依据，维持有效血药浓度、发挥最大药效 **掌握正确的给药方法与技术：** <ul><li>护士应熟练掌握给药技术</li><li>联合用药时，应核查有无配伍禁忌</li><li>药物须现配现用，以防药效降低或药物被污染</li><li>对易发生过敏反应的药物，使用前应了解过敏史，过敏试验结果阴性方可用药</li></ul>
观察反应	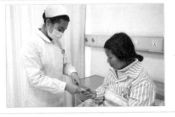 观察并记录用药后的反应，评估药物的疗效，及时发现药物的不良反应
用药指导	给药前应与病人充分沟通，以取得合作，并给予用药相关知识的指导

老师，您说护士必须按医嘱给药，什么是医嘱？医生处方上的这些英语单词我们基本看不懂！

同学们，别急！这不是"英语"，是拉丁文！我们只有先了解医嘱、掌握医院常用的拉丁缩写，才能正确处理医嘱。

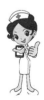

三、医嘱

医嘱是医生拟定治疗、检查等医疗计划的书面嘱咐，是护士实施治疗和护理的重要依据。与医嘱相关的文件有医嘱单和医嘱执行单等。医嘱单包括医嘱内容及起始、停止时间等，必须由医生填写；医嘱执行单由护士将医嘱转抄或打印。

（一）医嘱的种类、常用拉丁缩写及给药时间安排

医嘱种类包括长期医嘱、临时医嘱和备用医嘱（长期备用医嘱、临时备用医嘱）（表14-3），常用拉丁缩写及其译意见表14-4，给药时间及其安排见表14-5。

表 14-3　医嘱的种类

医嘱	定义及举例
长期医嘱	• 医嘱有效期超过24小时，开写在长期医嘱单上，护士应定期执行，医生注明停止时间后医嘱即失效 • 主要包括：护理常规、护理级别、隔离种类、饮食种类、体位、药物医嘱等
长期备用医嘱（prn）	• 医嘱有效期超过24小时，开写在长期医嘱单上，病情需要时用，医生停止医嘱后方失效 • 如：美施康定（硫酸吗啡控释片）10mg PO q12h prn

××市第一医院

长期医嘱单

姓名 何×× 科别 内一科 病室 3 床号 5 住院号 1272266

开始			医生签名	执行时间	护士签名	停　　止				
日期	时间	医嘱内容				日期	时间	医生签名	执行时间	护士签名
2015-02-01	15：00	内科护理常规	耿山	15：20	卢花					
2015-02-01	15：01	二级护理	耿山	15：21	卢花	2015-02-14	10：10	耿山	10：20	丁一
2015-02-01	15：02	低盐低脂低热量饮食	耿山	15：21	卢花					
2015-02-01	15：03	测血压 Bid	耿山	15：22	卢花					
2015-02-01	15：03	测体温 Q4h	耿山	15：22	卢花	2015-02-04	8：05	耿山	8：10	沈丽
2015-02-01	15：04	快速血葡萄糖测定（餐后）	耿山	15：50	卢花					
2015-02-01	15：05	速效胰岛素8U H Tid 餐前30min	耿山	15：50	卢花					
2015-02-01	15：07	灭菌注射用水 20ml 头孢呋辛钠0.75g / iv q8h	耿山	15：27	卢花	2015-02-04	8：05	耿山	8：10	沈丽
2015-02-01	20：00	地西泮片 5mg po prn	耿山	20：02	卢花	2015-02-04	8：05	耿山	8：10	沈丽
2015-02-14	10：10	三级护理	耿山	10：20	丁一					

医嘱	定义及举例
临时医嘱	• 在24小时内有效的医嘱，开写在临时医嘱单上，须立即执行或在短时间内执行，一般只执行一次 • 主要包括：手术、术前准备、药物过敏试验、药物医嘱、会诊、各种辅助检查、出院、转科、死亡等
临时备用医嘱（SOS）	• 在12小时内有效（日间的"SOS"医嘱一般在下午7时前有效，夜间的则在次晨7时前有效），开写在临时医嘱单上，需要时用，只执行一次 • 如：地西泮注射液 10mg iv SOS

××市第一医院

临时医嘱单

姓名 _何××_　科别 _内一科_　病室 _3_　床号 _5_　住院号 _1272266_

日期	时间	医嘱内容	医生签名	执行时间	护士签名
2015-02-01	15：00	血常规	耿山	15：20	卢花
2015-02-01	15：01	尿常规	耿山	15：20	卢花
2015-02-01	15：02	大便常规	耿山	15：20	卢花
2015-02-01	15：03	血生化	耿山	15：20	卢花
2015-02-01	15：04	心电图检查	耿山	15：20	卢花
2015-02-01	15：05	复方氨林巴比妥注射液2ml im St	耿山	15：10	卢花
2015-02-01	15：07	头孢呋辛钠皮试（-）	耿山	15：30	卢花 沈丽
2015-02-01	20：08	地西泮针 10mg iv SOS	耿山	21：50	卢花

表 14-4　医院常用拉丁缩写及中文译意

拉丁缩写	中文译意	拉丁缩写	中文译意	拉丁缩写	中文译意	拉丁缩写	中文译意
qd	每日1次	12n	中午12点	Po	口服	Liq	液体
bid	每日2次	12mn	午夜12点	aa	各	Mist	合剂
tid	每日3次	ac	饭前	g	克	Sup	栓剂
qid	每日4次	pc	饭后	ml	毫升	Pulv	粉剂
qh	每小时1次	Hs	临睡前	gtt	滴、滴剂	Syr	糖浆剂
q2h	每2小时1次	St	即刻	Rp，R	处方	Tr	酊剂
q4h	每4小时1次	Dc	停止	ad	加至	Caps	胶囊
q6h	每6小时1次	prn	长期备用医嘱	OS	左眼	Tab	片剂
qod	隔日1次	SOS	临时备用医嘱	OD	右眼	Pil	丸剂
qw	每周1次	ID	皮内注射	OU	双眼	Ung	软膏
qm	每晨1次	H	皮下注射	AS	左耳	Ext	浸膏
qn	每晚1次	IM、im	肌内注射	AD	右耳	Lot	洗剂
am	上午	IV、iv	静脉注射	AU	双耳	Inj	注射剂
pm	下午	IV. gtt	静脉滴注				

表 14-5 给药时间与安排

给药时间	时间安排	给药时间	时间安排
qm/qn/ qd	6am/8pm/8am	q2h	8am，10am，12n，2pm，4pm…
bid	8am，4pm	q4h	8am，12n，4pm，8pm，12mn，4 am
tid	8am，12n，4pm	q6h	8am，2pm，8pm，2am
qid	8am，12n，4pm，8pm	q8h	8am，4pm，12mn

（二）医嘱的处理及注意事项

医院书写医嘱单方法不尽一致，有纸质医嘱和临床信息系统（CIS）医嘱。目前，医院多实行微机处理，医生将医嘱直接输入计算机。

1. 纸质医嘱的处理

（1）新开医嘱：长期医嘱由护士分别转抄至各种执行单上并注明执行时间、签全名；对于临时医嘱，护士执行后写上执行时间并签全名，凡需下一班执行的临时医嘱需交班；对于长期备用医嘱，护士每次执行后记录于临时医嘱单，并注明执行时间供下一班参考，签全名；对于临时备用医嘱，护士执行后注明执行时间并签全名，过期未执行则失效（护士用红笔注明"未用"并签全名）。

（2）停止医嘱：护士在相应的执行卡上将此医嘱注销，并在长期医嘱单停止栏下注明执行时间并签全名。

（3）重整医嘱：当长期医嘱项目较多需重整时，在最后一项医嘱下面画红线，用红笔写上"重整医嘱"，再将需继续执行的长期医嘱按原日期、时间顺序抄于红线下面栏内。

（4）术后医嘱：病人转科、手术、分娩后，在最后一项医嘱下面画红线，以示前面的医嘱一律作废。

2. 临床信息系统医嘱的处理

（1）审核医嘱：护士登录护士站工作系统审核医嘱界面，重点审核医嘱录入的正确性、规范性，审核无误确认后，进入执行医嘱环节。

（2）执行医嘱：浏览审核通过的医嘱，点击"医嘱执行"按钮，完成医嘱的生成执行。医嘱执行后可以生成各种相关汇总表单和执行表单，如长期或临时用药单、服药单等。

（3）打印执行单和医嘱单：选择单个病人或病区打印各种执行单，指导护士执行。执行后，在表单上注明时间和签全名；在病人转科或出院前打印长期医嘱和临时医嘱单，打印出的医嘱自动带有执行护士的医嘱处理时间和电子签名。

3. 护士在处理医嘱时应注意：①先急后缓、先临时后长期；②医嘱必须经医生签名后生效，一般情况下护士不执行口头医嘱，只有在抢救或手术时方可执行口头医嘱，但护士需复诵一遍，医护双方确认无误后方可执行；③处理医嘱前核查医嘱的正确性，有疑问时，必须查询清楚后再执行；④医嘱应每班查对、每周总查对，查对后记录时间并签名。

四、影响给药的因素

临床给药时药物的治疗效果不仅与药物本身的性质与剂量、给药途径等有关，而且也与机体内、外因素的影响有关。如不同的给药途径可以影响药物吸收的量和速度，吸收速度由快到慢的顺序为：静脉＞吸入＞舌下含服＞肌内＞皮下＞直肠黏膜＞口服＞皮肤。不同的给药途径可使同种药物产生不同效应，如硫酸镁注射给药产生镇静、降压、解痉作用，口服给药产生导泻、利胆作用，局部湿热敷具有消炎去肿作用。一般药物用量与体重成正比，但儿童和老年人的用药剂量均应酌情减少。

 直通互联网

病人身份确认（识别）制度

病人身份确认（识别）制度是确保病人治疗安全的最重要措施之一，护士必须严格执行，除通过双向沟通，查对"八对"内容外，还可用腕带乃至医疗PDA（移动病人身份信息确认系统）等确认病人身份。身份识别程序如下：

> **病人身份识别程序**

| 采血、给药或输血等重要操作前，须严格执行病人身份识别查对制度，至少用两种身份识别方法（床头卡、腕带、双向核对）。 | 对能有效沟通的病人，实行双向核对法——除核对床头卡外，还须要求病人自行说出自己的姓名，确认无误后方可执行。 | 对无法有效沟通的病人（麻醉、意识不清、婴幼儿、无自主能力的重症病人），在每种诊疗操作前除了核对床头卡外，还必须核对腕带以识别身份。 | 在实施任何介入或有创诊疗前，实施者亲自与病人或家属沟通进行最后确认，确保对正确的病人实施正确的操作。 |

任务二　口服给药

　　口服给药是临床常用给药方法之一，药物口服后被胃肠道黏膜吸收进入血液循环，从而发挥治疗作用，具有方便、经济、安全的特点。由于口服给药吸收慢，故不适用于急救、意识不清、呕吐不止、禁食等病人。

临床情境

　　计女士，26岁，因空调使用不当，患"支气管肺炎"，咳嗽频繁、咳少量脓痰。医嘱：口服阿莫西林胶囊0.5g tid，止咳糖浆15ml tid。

　　护士应怎样正确执行口服给药？给药时如何向病人进行安全服药的健康教育？

一、摆药方法和发药流程

　　药物的准备有中心药房摆药和病区摆药两种类型。临床大多采用由中心药房摆药的方法，由药房工作人员根据医嘱执行单摆放病人一天的药物，病区护士核对后发药。后者由病区护士在病区负责准备自己病区病人的所需药品。

　　目前，部分医院由中心药房的全自动药品分包机根据长期医嘱自动分包每个病区的一般固态口服药，病区护士仅需将整卷药袋取回，核对后分装于药盘内即可。口服给药操作要点见表14-6。

表 14-6　摆药方法和发药流程（以病区护士摆药为例）

操作流程	操作要点
操作前准备	**评估病人**：评估病人的年龄、病情及治疗情况、自理能力。充分解释以使病人理解口服给药的目的和注意事项
	环境准备：病室或治疗室安静、整洁，温湿度、光线适宜
	护士准备：着装整洁，规范洗手，戴口罩

续表

操作流程	操作要点
操作前准备	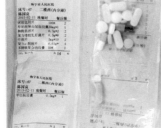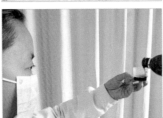**用物准备：**服药本、小药卡、药盘、水壶内盛温开水，根据需要另备纸、吸管 **正确配药：** ● 固体药用药匙取 ● 粉剂、含化片用纸包好 ● 泡罩包装的药品拆开包装（易潮解及风化药物除外）放于药杯 ● 液体药用量杯取药，药瓶标签朝向掌心，摇匀药液，一手持量杯，拇指置于所需刻度处，与视线平齐，另一手持药瓶倒药液至所需刻度，擦净瓶口，旋紧瓶盖 ● 取用油剂或以滴计算（不足1ml，一般每毫升15滴）的药物时，先倒少量温开水于药杯，再用滴管吸取药物滴入药杯，亦可将药液滴于饼干或面包上服用 **再次查对：**发药前由另一护士再次核对无误后方可发药
操作过程	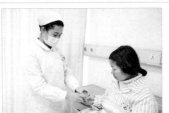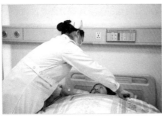**准确发药：** ● 备齐用物，双向核对、确认病人身份无误后按床号顺序发药 ● 不同病人的药物不可同时取出，以防差错 ● 如病人不在或因故不能服药，应将药物带回保管，适时再发或做好交班；禁食者暂不发药 **协助服药：** ● 帮助病人倒水或喂服，确认服下后方可离开（尤其是镇静麻醉药、抗肿瘤药等） ● 鼻饲者用研钵将药碾碎溶解，从胃管注入 ● 若病人提出疑问，应重新核对，确认无误后充分解释才可服药
操作后续工作	**观察核对：** ● 再次核对病人姓名和药物，整理床单位 ● 观察病人服药效果及不良反应，若有异常及时处理 **消毒整理：** ● 药杯处理程序为浸泡消毒（盛油剂的药杯，先用纸擦净再做初步消毒）→冲洗清洁→消毒备用 ● 药袋或一次性药杯按一次性医疗废物处理

　　老师，有一次我跟妈妈去看病，听见医生让我妈"吃了药以后要多喝点水"，这是为什么呀？服药后都要多喝水吗？

二、安全服药指导

护士应教会病人在口服某些特殊药物时需要注意的细节（表14-7），以确保药物疗效，减少不良反应。

表 14-7　安全服药指导

药物种类		安全服药要点
胃相关药物		● 健胃及增进食欲的药物，宜饭前服用 ● 助消化药及刺激胃黏膜的药物，宜饭后服用
磺胺药、退烧药		● 服用磺胺类药物后须多饮水，以防尿少致析出结晶，堵塞肾小管而影响肾功能 ● 服用退烧药后多喝温开水，有利于发汗降温
止咳糖浆		● 服用止咳糖浆后不宜立即饮水，以免冲淡药液，降低对呼吸道黏膜的安抚作用 ● 若同时服用多种药物，应最后服用止咳糖浆
强心苷类药物		● 服用强心苷类药物前应先测量病人脉率（心率）及其节律 ● 若成人脉率低于60次/分或节律异常，须报告医生并暂停用药
损害牙齿的药物		● 对牙齿有腐蚀作用或使牙齿染色的药物，如铁剂、酸剂，服用时避免与牙齿接触，可用吸管吸入 ● 服药后及时漱口

任务三 吸入给药

吸入给药是利用雾化装置将药液形成细小雾滴，以气雾状喷出，通过鼻或口腔吸入呼吸道的方法。常用的有超声雾化吸入、氧气雾化吸入、手压式雾化吸入，它们具有作用快、用药量小、不良反应少等优点，在临床上广泛使用。

临床情境

实习护士小钟第一天到呼吸内科实习，在病房看到病人们一个个呼吸急促，有痰咳不出来，面色紫绀。她想起了雾化吸入疗法，就从护士服口袋里掏出小小记事本，记下了这些问题："雾化吸入疗法有哪些？哪些药物适用于哪些病人吸入给药？吸入时须注意哪些问题？"她打算回到办公室请教老师或下班后在书本和网络上查阅、巩固。

在呼吸系统疾病的药物治疗中，吸入给药是疗效最好、不良反应最少的给药途径，常用吸入给药方法有氧气雾化吸入、超声雾化吸入、手压式雾化吸入等。通过吸入糖皮质激素、支气管扩张剂等，可有效缓解支气管哮喘等病人的症状（表14-8）。

表 14-8　雾化吸入的目的及常用药物

目的	常用药物	疾病或症状举例
减轻呼吸道黏膜水肿	吸入用布地奈德混悬液、丙酸氟替卡松（如沙美特罗替卡松粉吸入剂）、地塞米松等	支气管哮喘、重度伴频繁急性加重的慢性阻塞性肺疾病（AECOPD）、慢性支气管炎等
解除支气管痉挛	β_2受体激动剂，如沙丁胺醇、特布他林等；抗胆碱能药，如异丙托溴铵等	支气管哮喘、喘息性支气管炎、慢性阻塞性肺疾病（COPD）
稀释痰液，帮助祛痰	吸入用盐酸氨溴索溶液、α-糜蛋白酶，但不宜超声雾化吸入，以免蛋白酶变性	痰液黏稠，气道不畅者，气管切开术后等
控制呼吸道感染，消除炎症	妥布霉素、庆大霉素等	囊性肺纤维化、咽喉炎、支气管扩张、肺炎、慢性支气管炎等

一、氧气雾化吸入

　　氧气雾化吸入是利用氧气高速气流，使药液形成气雾随吸气进入呼吸道的方法。氧气雾化吸入器也称射流式雾化器，由贮药瓶、T形接头、输气管、喷嘴（或面罩）等部分组成（图14-1），是目前临床最常用的雾化吸入法（表14-9）。

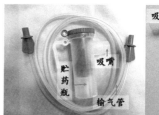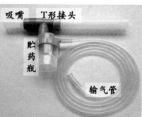

图 14-1　氧气雾化吸入器

表 14-9　氧气雾化吸入

操作流程	操作要点
操作前准备	**评估病人：**评估病人病情及治疗、呼吸道感染程度及是否通畅、面部及口腔黏膜等情况。病人理解雾化吸入的目的和要点 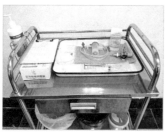 **环境、护士准备：**同口服给药，病房湿度略高 **用物准备：**氧气雾化吸入器、按医嘱准备的药物、注射器、氧气装置、治疗巾等 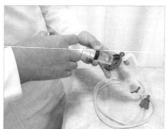 **配制药液：**核对药名，按医嘱将药液稀释至不超过雾化器外"MAX"标志线的药量（一般≤8ml），注入雾化器贮药瓶内

续表

操作流程	操作要点
操作过程及后续工作	**核对解释：** 携用物至病人床旁，双向核对床号、姓名，查看腕带上住院号等信息，向病人解释操作目的，教会病人使用雾化吸入器，助其取舒适卧位，必要时颌下铺治疗巾，协助病人漱口
	调节流量： 连接氧气装置和雾化器，调节氧流量至6～8L/min（临床一般为5～6L/min）。氧气湿化瓶内不放水，以免药液被稀释。检查雾化吸入器连接是否完好，有无漏气
	指导吸入： 指导病人手持雾化器，将喷嘴放入口中（老年COPD病人可戴上面罩），嘱其闭口深呼吸，用鼻呼气。若感疲劳，可关闭氧气休息片刻再吸入，直至吸完（一般10～15分钟）。告知注意事项，用氧过程中注意"四防"（防火、防震、防油、防热），以保证安全
	吸毕安置： 取出雾化器，关闭氧气开关，协助漱口并擦净面部，取舒适卧位，整理床单位，再次核对病人信息
	用物消毒： 浸泡消毒雾化器，洗净、晾干备用

临床情境

　　胡女士，58岁，咳嗽、咳痰17年。近年来症状加剧，前天"感冒"后咳大量脓痰，出现喘息、胸闷、严重呼吸困难与紫绀而住院治疗。初步检查后诊断为"慢性阻塞性肺疾病急性加重（AECOPD）"。医嘱：低流量、低浓度持续吸氧，吸入用复方异丙托溴铵溶液（可必特）2.5 ml（1小瓶）雾化吸入，一日3次。

　　除了上述最常用的氧气雾化吸入法，胡女士还可以用哪种雾化吸入法？吸入时须注意哪些问题？

二、超声雾化吸入

　　超声雾化吸入是利用超声波声能，把药液变成细微的气雾由呼吸道吸入的方法。临床使用多种型号的超声雾化吸入器，其基本结构（图14-2）与作用原理是：①超声波发生器：通电后输出高频电能，面板上有电源开关、雾量调节和定时开关旋钮；②水槽与晶体换能器：水槽盛冷蒸馏水，底部的晶体换能器接受超声波发生器发生的高频电能，将其转化为超声波声能；③雾化罐与透声膜：雾化罐盛药液，声能可透过雾化罐底部的透声膜作用于罐内药液，使药液表面张力破坏而成为细微雾滴，通过导管随病人的深吸气进入呼吸道；④螺纹管与口含嘴（或面罩）。超声雾化吸入的特点为：雾量大小可以调节；雾滴小而均匀（直径<5μm）；药液可随深而慢的吸气到达终末支气管和肺泡；雾化器的电子部件产热可对药物温和加热，使病人感觉温暖舒适，但可能使某些药物变质。超声雾化吸入流程见表14-10。

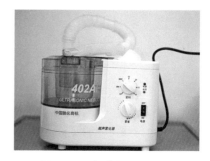

图14-2　超声雾化吸入器

表 14-10　超声雾化吸入

操作流程	操作要点
操作前准备	**病人、环境、护士准备：**同氧气雾化吸入 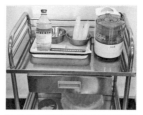 **用物准备：** ● 治疗车上放超声雾化吸入器1套、冷蒸馏水、治疗巾、水温计、温开水等 ● 按医嘱备药，酌情备注射器1副及其他加药用物 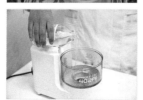 **连接加药：** ● 检查仪器，水槽内加冷蒸馏水（切忌加热水），水量以浸没透声膜为准 ● 核对药液并稀释至30～50ml，加入雾化罐内 ● 检查并正确连接雾化器各部件，操作中注意保护质脆易碎的晶体换能器和透声膜
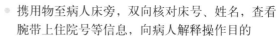	
操作过程	 **核对解释：** ● 携用物至病人床旁，双向核对床号、姓名，查看腕带上住院号等信息，向病人解释操作目的 ● 指导雾化吸入的配合方法 ● 协助病人取舒适卧位，颌下铺治疗巾，漱口 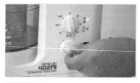 **调雾吸入：** ● 接通电源，打开电源开关（指示灯亮），预热3～5分钟，连接螺纹管 ● 调整定时开关至所需时间（一般15～20分钟） ● 开雾化开关，调节雾量（雾化调节旋钮按顺时针方向分若干档：最大雾化量≥3ml/min，最小雾化量约1ml/min） ● 将口含嘴放入病人口中，嘱其闭口深呼吸 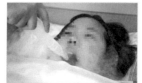

续表

操作流程	操作要点
操作过程	**观察处理：** ● 吸入过程中注意观察病情 ● 水槽内水温超过50℃时，应关机更换蒸馏水 ● 若雾化罐内需增加药液，可从盖上小孔注入，不需关机
操作后续工作	**关机安置：** ● 治疗结束后取下口含嘴，漱口，擦净面部，取下治疗巾 ● 先关雾化旋钮，再关电源开关，以防损坏电子管 ● 协助病人取舒适卧位，告知注意事项 ● 连续使用雾化器时，中间须间隔30分钟。协助病人叩背、有效咳嗽，以增加疗效 **用物消毒：**整理用物，放出水槽内的水并擦干，将口含嘴、雾化罐、螺纹管浸泡消毒液内1小时，再洗净、晾干备用

临床情境

周女士，32岁，反复发作喘息、气促、胸闷、咳嗽等。近日柳絮飘扬，病人症状加重，昨晚出现严重呼吸困难伴哮鸣音，面唇紫绀，被迫端坐，由家人送来医院。诊断为"支气管哮喘"，医嘱：沙丁胺醇气雾剂，一日3～4次，一次2喷，吸入给药。

护士如何指导病人正确使用雾化吸入剂？

三、手压式雾化吸入

手压式雾化吸入是利用拇指按压雾化器顶部，使药液从喷嘴喷出形成雾滴，通过口腔、咽部、气管、支气管黏膜吸收的治疗方法。通过吸入拟肾上腺素类药、糖皮质激素等药物改善通气，适用于支气管哮喘、喘息性支气管炎、慢性阻塞性肺疾病等的治疗，操作要点见表14-11。

表14-11　手压式雾化吸入

操作流程	操作要点
操作前准备	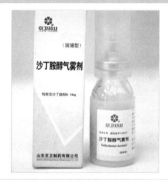 **病人、环境、护士准备：**同氧气雾化吸入 **用物准备：**按医嘱准备手压式雾化器（内含药物）。使用前检查雾化器各部件，确保完好
操作过程及后续工作	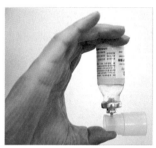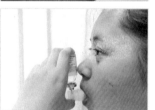 **核对解释：**携用物至病人床旁，双向核对、解释，指导病人使用方法，协助漱口，取坐位或半坐卧位 **摇匀药液：**取下雾化器保护盖，连接喷雾头，充分摇匀药液 **喷药吸入：**将雾化器倒置，喷嘴放入口中对准咽部，深吸气同时按压气雾瓶顶部，药雾经口吸入，尽可能延长屏气时间（10秒左右）以增加疗效。每次治疗1～2喷，两次使用间隔时间不少于3～4小时 **漱口安置：**取出雾化器，协助漱口，取舒适卧位，整理床单位，告知注意事项 **清洁保存：**用温水清洁外壳，雾化器放置在阴凉处（30℃以下）保存

任务四　注射给药

注射给药是将一定量的无菌药液或生物制品用无菌注射器注入体内的方法，以达到诊断、预防和治疗疾病的目的。常用注射技术包括皮内注射、皮下注射、肌内注射及静脉注射，各种注射均须严格遵循注射原则。

临床情境　　实习护士小钟随带教老师在治疗室认识了各种药物，老师拿起一支注射液，问小钟："你知道注射用药应遵循哪些原则吗？需要哪些用物？怎样抽吸药液？"

一、注射原则

注射给药的优点是药物吸收快，血药浓度迅速升高，适用于需要药物迅速发挥作用或不宜口服给药的病人。但注射给药可能会造成组织一定程度的损伤，引起疼痛，发生感染等并发症；又由于药物吸收快，某些不良反应迅速且严重。因此，实施注射给药须严格把握适应证，遵循注射原则（表14-12）。

表 14-12　注射原则

注射原则	具体要求
1. 严格执行查对制度	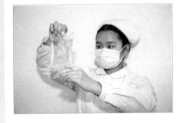**严格执行"三查八对"**：确保"五正确" **仔细检查药物质量**：发现药液有变质、变色、沉淀、混浊，药物超过有效期，安瓿或密封瓶有裂痕、瓶盖有松动等，不能使用 **注意药物配伍禁忌**：同时注射几种药物时，应确认无配伍禁忌方可备药
2. 严格遵守无菌操作原则	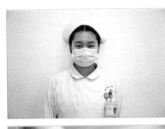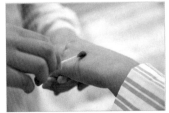**环境要求**：清洁、无尘埃飞扬，符合无菌操作的基本要求 **护士要求**：注射前规范洗手、戴口罩、衣帽整洁，必要时修剪指甲、戴手套 **皮肤消毒**： ● 用无菌棉签蘸取0.5%碘伏或安尔碘，以注射点为中心，由内向外螺旋式用力涂擦至少两遍（一次顺时针，一次逆时针），直径≥5cm，待自然干燥后注射 ● 若选用2%碘酊，同上方法涂擦消毒一遍，待干后（约20秒），用75%乙醇以同样方式涂擦脱碘，乙醇挥发后注射，注射器的活塞、乳头、针梗和针尖保持无菌

注射原则	具体要求
3. 严格执行消毒隔离制度	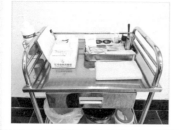 **一人一套物品**：注射时，要做到一人一副注射器、一个针头、一根止血带、一个垫枕，即"一人一针一筒一带一垫" **按规定处理用物**：用物按消毒隔离制度和医疗废物处理方法规范处置，不可随意丢弃，一次性用物须毁形
4. 选择合适的注射器和针头	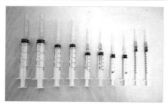 ● 根据药液的量、黏稠度和刺激性的强弱、注射方法和对象等选择合适的注射器和针头 ● 注射器完整无损，不漏气；针头锐利、无钩、不弯曲、不生锈，型号合适；注射器和针头衔接紧密 ● 一次性注射器包装密封，在有效期内使用 ● 目前加药多用侧孔针头，以预防输液微粒污染
5. 选择合适的注射部位	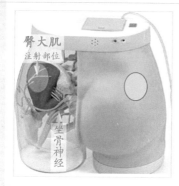 ● 注射部位应避开神经、血管（动、静脉注射除外），切勿在有炎症、硬结、瘢痕及患皮肤病处进针 ● 长期注射者应有计划地更换注射部位
6. 注射药液现配现用	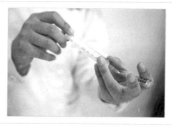 药液按规定时间临时抽取，及时注射，以防药物污染或效价降低
7. 注射前排尽空气	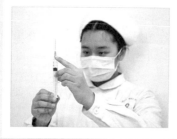 ● 注射前须排尽注射器内空气，排气时防止污染及药液浪费 ● 留置气泡技术：用于某些药物肌内注射，排气时注射器内留0.2~0.3ml空气，注射时气泡在上，全部药液注入后，空气进入乳头和针头，可避免刺激皮下组织及浪费药液

续表

注射原则		具体要求
8. 检查回血		<ul><li>进针后先抽动活塞检查有无回血</li><li>皮下及肌内注射无回血时才能注药，若有回血，应拔出针头重新进针或再进针少许至针尖穿过深部血管壁后推药</li><li>动、静脉注射时一般见到回血才能注药</li></ul>
9. 掌握无痛技术		<ul><li>解除病人顾虑，分散注意力，维持正确、舒适的姿势，放松肌肉</li><li>成人注射时做到"二快一慢"，即进针、拔针快，推药速度慢而均匀；婴儿注射做到"三快"</li><li>刺激性较强的药物，选用长针头以确保深部肌内注射。多种药物同时注射时，先注射刺激性较弱的药物，再注射刺激性较强的药物</li></ul>

二、注射用物

各种注射需准备注射盘、注射器、注射药物等（表14-13），每种注射均应选择最合适的注射器和针头（表14-14）。

表 14-13　注射用物

物品种类	注射用物
注射盘	<ul><li>皮肤消毒液：常用0.5%碘伏、安尔碘、2%碘酊与75%乙醇</li><li>无菌持物镊：干置法或湿置法，目前少用或不用</li><li>其他用物：砂轮、无菌棉签、开瓶器</li><li>静脉注射另加：消毒止血带若干、小垫枕及垫枕套、治疗巾</li></ul>
注射器及针头	<ul><li>注射器：包括乳头、空筒、活塞、活塞轴、活塞柄五部分。其中乳头、活塞须保持无菌</li><li>针头：包括针栓、针梗、针尖三部分，针梗与针尖须保持无菌</li></ul>

物品种类	注射用物	
注射药物		根据医嘱准备注射用药。常用的注射药物剂型有：溶液、油剂、混悬液、结晶、粉剂
注射卡（输液卡）		注射卡（输液卡）是注射药物的依据。目前多由办公室护士据医嘱打印
其他		治疗车旁挂免水洗抗菌洗手液，下层放锐器盒和黄色感染性医疗垃圾桶及黑色非感染性医疗垃圾桶

表 14-14　注射器和针头的选择

注射方法	注射器大小（注射器容量 > 药量）	针头型号
皮内注射	1ml	$4\frac{1}{2}^{\#} \sim 5^{\#}$
皮下注射	1ml、2ml	$4\frac{1}{2}^{\#} \sim 6^{\#}$
肌内注射	2ml、5ml	$6^{\#} \sim 7^{\#}$（油剂 $8^{\#}$）
静脉注射	2ml、5ml、10ml、20ml、30ml、50ml…	$6^{\#} \sim 9^{\#}$
加药	2ml、5ml、10ml、20ml、30ml、50ml…	$9^{\#} \sim 16^{\#}$

三、药液吸取术

抽吸药液是所有注射前的共同步骤（表14-15），必须严格遵循注射原则，确保病人的用药安全。

表 14-15 药液吸取术

操作程序	操作要点
铺盘查对	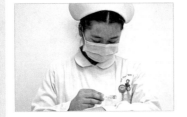 规范洗手、自身准备，两人查对医嘱和药物，检查无菌用物有效期、质量等，在注射盘内铺无菌治疗巾或另备无菌盘
抽吸药液	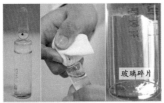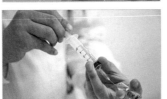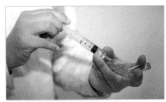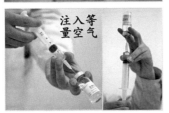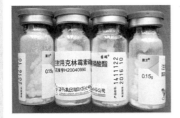 **自安瓿吸取药液：** ● 消毒折断：将安瓿尖端药液弹至体部，在安瓿颈部用砂轮划痕（若有蓝点标记则不需再锯），消毒并擦去玻璃细屑，折断安瓿，检查药液中无玻璃碎片 ● 取注射器：再查注射器，紧乳头，撕开包装取出注射器，拔除针帽，调整针尖至合适位置 ● 抽吸药液：左手食指、中指夹安瓿，检查药瓶标签确认无误，右手持注射器，刻度朝上、针尖斜面向下放入液面下，针栓不可进入，持活塞柄抽动活塞，吸取所需药量 ● 抽吸过程中避免污染和余、漏药液 **自密封瓶吸取药液：** ● 消毒瓶塞：除去铝盖中心部分，常规消毒瓶塞，待干 ● 注入空气：注射器内抽入与药液等量的空气，针头插入瓶内，注入空气 ● 抽吸药液：倒转药瓶，使针尖在液面下，吸取药液至所需量，食指固定针栓，拔出针头 **其他剂型吸取药液：** ● 结晶和粉剂：先用0.9%氯化钠溶液、注射用水或专用溶媒充分溶解后吸取 ● 混悬液：摇匀后立即抽吸 ● 黏稠油剂：稍加温（除药液易被热破坏者）或双手对搓药瓶后，用稍粗针头吸取

续表

操作程序	操作要点
排尽空气	• 将注射器垂直向上，先回抽活塞使药液全部进入注射器空筒，并使气泡聚集在乳头处，再向上轻推活塞 • 若注射器的乳头偏向一侧，则略倾斜注射器，使气泡集中于乳头处，利于排出
查对备用	• 排气完毕，针梗套入空安瓿或插入密封瓶内，再次查对后放入无菌巾（盘）内备用 • 抽尽药液的空安瓿或药瓶不可立即丢弃，以备查对

四、常用注射技术

常用注射技术包括皮内注射、皮下注射、肌内注射及静脉注射（表14-16），注射深度以皮内注射最浅，肌内注射最深（图14-3）。

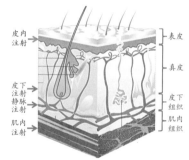

图 14-3　各种注射的深度

表 14-16　四种常用注射方法的目的及部位

注射方法	缩写	定义	注射目的	注射部位
皮内注射	ID	将小量药液或生物制品注射于表皮与真皮之间的技术	• 药物过敏试验 • 预防接种（如卡介苗） • 局部麻醉的先驱步骤	• 前臂掌侧下段（避开肌腱与血管） • 上臂三角肌下缘等 • 麻醉部位
皮下注射	H	将小量药液或生物制品注入皮下组织的技术	• 需在一定时间内产生药效而不宜口服给药时，如胰岛素、肾上腺素等小剂量及刺激性弱的药物注射 • 预防接种（如麻疹、乙脑等疫苗） • 局部麻醉等局部用药	• 上臂外侧三角肌下缘、两侧腹壁、后背、大腿前侧与外侧等 • 局部麻醉处

续表

注射方法	缩写	定义	注射目的	注射部位
肌内注射	IM	将一定量药液注入肌肉组织的技术	• 用于不能口服或静脉注射的药物，且要求比皮下注射更迅速发挥药效者 • 注射较皮下注射剂量大或刺激性较强的药物	• 臀部（臀大肌、臀中肌、臀小肌） • 上臂三角肌 • 股外侧肌
静脉注射	IV	将一定量无菌药液从静脉注入体内的技术	• 需要迅速发挥药效者，从静脉注入药物可即刻发挥药效 • 注入造影剂做诊断性检查 • 采集血标本 • 静脉输液或输血的前驱步骤	• 周围静脉（手背静脉网、前臂静脉、足背静脉网、婴幼儿头皮静脉等） • 中心静脉（锁骨下静脉、颈内静脉、股静脉等）

临床情境

　　小陈，女，18岁，因骑电瓶车过快，不慎撞上路边护栏，硬物刺入右下肢，出血、疼痛半小时急诊入院。查体：右下肢有一深1.5cm的狭小伤口。医嘱：TAT1500IU肌内注射，皮试（　　　）。

　　护士应采用何种注射法为病人皮试？注射成功的关键是什么？

（一）皮内注射

表 14-17　皮内注射（以皮肤过敏试验为例）

操作流程	操作要点
操作前准备	**评估病人：** • 评估病人病情、治疗情况及有无药物过敏史，注射部位皮肤情况 • 病人理解注射目的，取舒适体位 • 暴露注射部位：前臂掌侧下段，此处肤色较浅，易于观察结果

续表

操作流程	操作要点
操作前准备	**环境准备：**安静、整洁，温、湿度及光线适宜，符合无菌操作要求 **护士准备：**着装整洁，检查、修剪指甲，规范洗手，戴口罩 **用物准备：** ● 治疗车上层：注射盘内用物，1ml一次性注射器及$4\frac{1}{2}^{\#} \sim 5^{\#}$针头，注射卡。抢救盒内备：0.1%盐酸肾上腺素1支、2ml一次性注射器1副、砂轮 ● 治疗车旁：挂免水洗抗菌洗手液 ● 治疗车下层：锐器盒，感染性医疗垃圾桶和非感染性医疗垃圾桶 **配制药液：**双人核对医嘱，填写（打印）注射卡并备药，双人查对药物名称、浓度、剂量、有效期，检查药物质量；正确配制皮试液，放于无菌盘内
操作过程	**核对解释：** ● 携用物至病人床旁，双向核对床号、姓名，查看腕带上住院号等信息，向病人解释操作目的以取得配合 ● 再次询问有无用药史、过敏史及家族史 **定位消毒：**用75%乙醇（不用碘剂）消毒前臂掌侧下段皮肤，待干 **核对排气：**再次核对药物、确认病人身份；排尽注射器内空气 **进针推药：** ● 左手绷紧局部皮肤，右手以平执式持注射器，针尖斜面向上，与皮肤呈5°进针（以较大角度挑到皮肤后几乎平行进针，避免角度过大注入皮下） ● 针头斜面完全刺入皮内，以防药液漏出，左手拇指固定针栓，右手推入药液0.05~0.1ml，出现半球状皮丘，局部皮肤变白、毛孔变粗 **拔针观察：** ● 注射完毕，迅速拔出针头，勿按揉注射部位 ● 再次查对药物及病人信息 ● 嘱病人勿离开病室，20分钟后观察结果

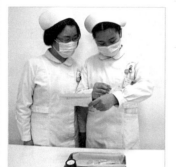
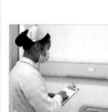
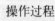
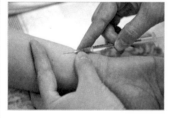

续表

操作流程	操作要点
操作后续工作	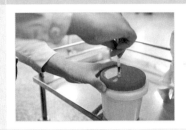 **用物处理：**正确分离针头入锐器盒，注射器放入黄色感染性医疗垃圾桶 **整理记录：** ● 协助病人取舒适卧位，整理床单位 ● 两名医护人员观察并做出判断，记录皮试结果

　　　　　　　　　　上述病例小陈，破伤风抗毒素皮试阴性。

临床情境　　　　*你能安全、正确地为病人注射破伤风抗毒素吗？*
　　　　　最常用的注射部位是何处？如何定位？除了臀大肌，
　　　　　还可在哪些部位进行注射？

（二）肌内注射

　　肌内注射一般选择肌肉较厚，远离神经、大血管的部位（表14-18）。为了使病人注射时肌肉放松，减轻疼痛与不适，可酌情采用不同的体位（表14-19）。注射过程中必须严格遵守操作规程，确保安全用药（表14-20）。

表 14-18　肌内注射部位及定位法

注射部位	定位方法
臀大肌	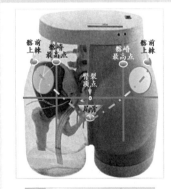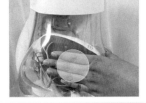 臀大肌是最常用的臀部肌内注射部位，可采用下列定位方法： ● 十字法：从臀裂顶点向左或向右划一条水平线，然后从髂嵴最高点作一垂线（图中红色实线），将臀部分为4个象限，外上象限并避开内角的区域（图中黄色椭圆部分）为注射部位 ● 连线法：取髂前上棘与尾骨连线（图中彩色虚线）外上1/3处为注射部位 ● 扇形法：操作者将拇指置于髂前上棘，手往后平放，四指覆盖的中心区域（上面不超过髂嵴，下面不低于臀裂）即为臀大肌注射部位

续表

注射部位	定位方法
臀中肌、臀小肌	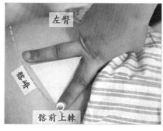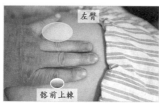臀中肌、臀小肌肌内注射多用于2岁以下的患儿，也可用于成人仰卧位注射。不管是婴幼儿还是成人，均应以病人手指宽度为标准 ● 二指法（构角法、三角形法）：以食指、中指尖分别置于髂前上棘和髂嵴下缘处，髂嵴、食指、中指之间构成的三角形区域即为注射部位 ● 三指法：髂前上棘外侧三横指处为注射部位
股外侧肌	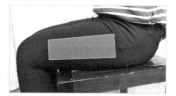● 大腿中段外侧，成人取髋关节下10cm至膝关节上10cm，宽约7.5cm ● 此处无大血管及神经干，范围广，适合多次注射，目前儿童接种疫苗渐多用，不易发生硬结
上臂三角肌	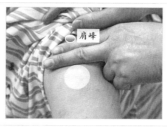● 上臂外侧，肩峰下2～3横指处 ● 此处肌层较薄，只能用于小剂量药液注射

表 14-19 臀部肌内注射的体位

常用体位	图示
侧卧位：上腿伸直，下腿弯曲，最常用 **仰卧位**：两腿伸直，常用于危重病人及不能翻身者，注射部位为臀中肌、臀小肌 **俯卧位**：足尖相对，足跟分开 **坐位**：最好双层高凳，多用于门诊病人	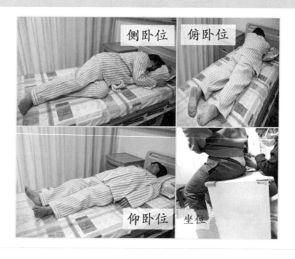

表 14-20　肌内注射

操作流程	操作要点
操作前准备	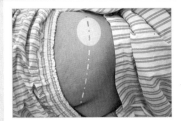 **评估病人**：评估病人病情、治疗情况、肢体活动能力、注射部位皮肤及肌肉组织情况，病人理解注射目的 **环境、护士准备**：同皮内注射 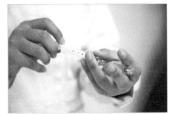 **用物准备**：2～5ml 一次性注射器及7#针头，其他同皮内注射 **药物准备**：按医嘱备药，双人核对医嘱并检查药液，正确抽吸药液，置于无菌盘内
操作过程及后续工作	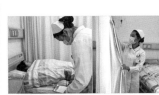 **核对解释**：携用物至病人床旁，双向核对病人床号、姓名，查看腕带上住院号等信息，充分解释注射目的和配合方法 **安置体位**：协助病人取适当体位，必要时拉开围帘，保护病人隐私 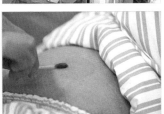 **正确定位**：选择注射部位且正确定位 **消毒排气**：常规消毒皮肤，再次排尽注射器内空气 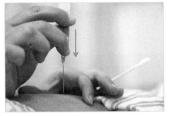 **进针推药**： ● 左手拇指、示指绷紧局部皮肤 ● 右手以写毛笔字的姿势持注射器，中指固定针栓，用前臂带动腕部，将针头迅速垂直刺入针梗2.5～3cm（切勿将针梗全部刺入以防从根部折断），固定针头 ● 左手抽动活塞，无回血即可推药 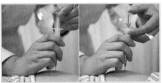 **拔针按压**：干棉签轻按注射点，拔针后用力按压止血 **处理锐器、整理记录**：同皮内注射

直通互联网

Z-track（Z路径）肌内注射法

注射前以左手数指绷紧固定局部皮肤，使待注射部位皮肤及皮下组织朝同一方向侧移1~2cm，维持到拔针后迅速松左手，侧移组织复原，针刺通道变成Z形，有利于防止刺激性较强药物外溢所致皮下组织坏死、药量不足等不良后果。

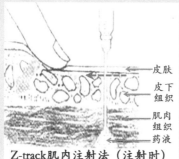

Z-track肌内注射法（注射时）

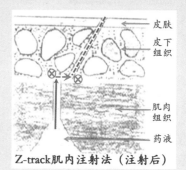

Z-track肌内注射法（注射后）

临床情境

上述"右下肢刺伤"的病人小陈，入院第3天伤口有明显感染迹象。医嘱：灭菌注射用水20ml+头孢呋辛钠0.75g iv q8h，皮试（　　）。

病人头孢呋辛皮试结果阴性。你能安全、正确地为病人静脉注射吗？

（三）静脉注射

表14-21 静脉注射（周围静脉）

操作流程	操作要点
操作前准备	评估病人： ● 评估生命体征等病情、治疗情况，病人理解注射目的 ● 评估穿刺部位情况、静脉充盈度及管壁弹性。常用静脉有手背浅静脉、肘部浅静脉（贵要静脉、正中静脉、头静脉）、前臂内侧静脉、足背与踝部的浅静脉等

续表

操作流程	操作要点
操作前准备	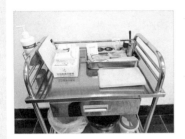 **环境、护士准备：**同皮内注射 **用物准备：**型号合适的注射器（规格视药量而定）、6#～9#一次性输液钢针、止血带、小垫枕、输液贴或胶布，其他同皮内注射 **药物准备：**双人核对医嘱，填写（打印）注射卡并备药，双人查对药物名称、浓度、剂量、有效期，检查药物质量；正确抽吸药液，更换输液钢针，排气过乳头
操作过程及后续工作	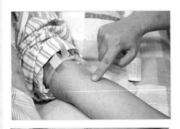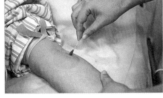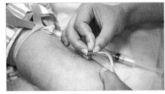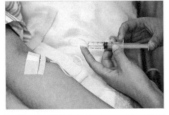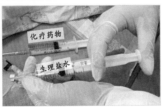 **核对解释：**携用物至病人床旁，双向核对病人床号、姓名，查看腕带上住院号等信息，解释注射目的和配合方法 **选择静脉：** ● 以手指探明静脉方向及深浅，选择粗直、弹性好、不易滑动而易固定的静脉，避开关节及静脉瓣 ● 对长期静脉用药的病人，应有计划地由远心端到近心端选择血管以保护血管 ● 备好输液贴 **扎止血带：**在穿刺部位的上方约6cm处扎紧止血带，末端朝上 **消毒排气：**常规消毒皮肤，排气至针头 **静脉穿刺：**上肢注射时嘱病人握拳或手握空杯状，操作者左手绷紧静脉下端皮肤，右手持输液钢针针柄，针尖斜面向上，与皮肤呈15°～30°自静脉上方或侧方刺入皮下，再沿静脉走向潜行刺入静脉，见回血后再顺静脉平行进针少许 **两松固定：**松开止血带，嘱病人松拳，输液贴固定输液钢针 **注药观察：** ● 根据病人的年龄、病情及药物性质掌握注药速度，观察病人全身和局部反应 ● 针头未进血管、一半在血管外和完全刺破血管时，可分别出现推药疼痛、肿胀、有阻力感以及回抽无回血等异常情况 ● 对组织有强烈刺激性的药物，先注入少量生理盐水证实针头在血管内，再调换抽有药液的注射器缓慢推药，避免药液外溢致组织坏死

续表

操作流程	操作要点
操作过程及后续工作	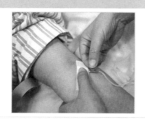 **拔针按压**：注射完毕，轻按穿刺点，快速拔出针头，纵向按压3～5分钟
	处理锐器、整理记录：同皮内注射

 直通互联网

特殊病人的静脉穿刺要点

- 肥胖病人：肥胖者皮下脂肪较厚，静脉较深、难以辨认，但较固定。注射时，在摸清血管走向后由静脉上方进针，进针角度稍加大（30°～40°）。

- 水肿病人：沿静脉解剖位置，用手按揉局部，以暂时驱散皮下水分，使静脉充分显露后再行穿刺。

- 脱水病人：血管充盈不良，穿刺困难。可做局部热敷、按摩，待血管充盈后再穿刺。

- 老年病人：老年人皮下脂肪较少，静脉易滑动且脆性较大，针头难以刺入或易穿破血管对侧。穿刺时，可用手指分别固定穿刺段静脉上下两端，再沿静脉走向穿刺，进针角度稍减小。

临床情境

　　康女士，25岁，因多饮、多食、多尿、消瘦2个月而入院。入院后血液检验结果显示：空腹血糖15.3mmol/L，糖化血红蛋白9.6%，诊断：1型糖尿病。医嘱：速效胰岛素早6U、中10U、晚8U 餐前30分钟皮下注射。

　　作为实习护士，你能在老师指导下正确、安全地为病人进行胰岛素注射吗？

（四）皮下注射

表 14-22　皮下注射（以注射胰岛素为例）

操作流程	操作要点
操作前准备	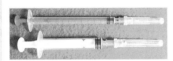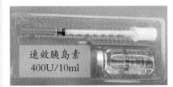**评估病人：** 评估病人的血糖水平及治疗情况，选择合适的注射部位，评估局部皮肤情况 **环境、护士准备：** 同皮内注射 **用物准备：** 注射盘，1ml注射器及$4\frac{1}{2}^{\#}\sim5^{\#}$针头、注射卡，其他同皮内注射 **药物准备：** 冷藏速效胰岛素1瓶（400U/10ml），双人核对医嘱、注射卡并检查药液，根据医嘱正确抽吸药量，置于无菌盘内
操作过程及后续工作	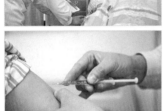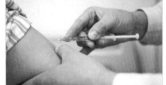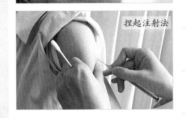**核对解释：** 携用物至病人床旁，双向核对床号、姓名，查看腕带上住院号等信息，解释注射目的和配合方法，确认半小时内能进食 **消毒排气：** 常规消毒注射部位皮肤，待干；再次核对药物并确认病人身份；排尽注射器内空气 **进针推药：** ● 左手绷紧皮肤，右手持注射器，以食指固定针栓，针尖斜面与皮肤呈30°～40°快速刺入针梗的2/3，抽吸无回血，缓慢推药 ● 进针角度不宜超过45°，过瘦者捏起注射部位并减小进针角度（为保证胰岛素注入皮下层而非肌层，目前较多采用此法） ● 若需长期注射胰岛素，应有计划地更换注射部位 **拔针按压：** 注射完毕，用无菌干棉签按压注射点，快速拔针，按压片刻 **观察反应：** 再次查对并叮嘱病人半小时内须进餐以防低血糖，告知低血糖的表现及紧急处理方法 **处理锐器、整理记录：** 同皮内注射
胰岛素笔注射要点	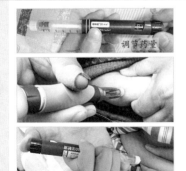● 目前临床及家庭较多使用胰岛素笔式注射器（简称"胰岛素笔"），操作简便、安全，病人可自行注射 ● 注射前洗手，安装胰岛素笔芯，必要时充分混匀，根据医嘱调好药量 ● 消毒皮肤，注射器与皮肤垂直进针（较瘦病人可用拇指和食指捏起皮肤），用食指慢慢推入全部药液（听到或感觉到"滴答"声，剂量显示"0"），滞留6～10秒再拔针 ● 取下针头，丢入锐器盒；将胰岛素笔放回冰箱冷藏

老师，在计算胰岛素药量时我发现了一个小窍门，一般病人用药量不大，我只要把这瓶10ml中含400U的胰岛素算成4U/0.1ml，这样不管医生的医嘱开几个单位我就都能很快算出来啦！比如上面的病例中"早6U、中10U、晚8U"，我一下子就算出分别应抽吸0.15ml、0.25ml和0.2ml……这样算蛮简单！

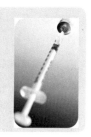

小玲真会动脑筋！同学们，你们还需要总结一下四种注射法的操作要点，请大家迅速、正确地完成下面的表格！

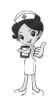

注射要点	皮内注射	皮下注射	肌内注射	静脉注射
注射目的				
注射部位				
注射体位				
针筒针头				
消毒要点				
进针角度				
进针深度				
斜面方向				
回血情况				
局部皮肤				
注意事项				

任务五 局部给药

眼耳鼻药滴入、直肠与阴道栓剂插入、皮肤与舌下给药等是常见的局部给药方法（表14-23）。

表 14-23 局部给药方法

给药方法		操作要点
滴眼药法		病人头稍后仰，眼睛向上看。操作者一手向下方牵引病人下眼睑，另一手持滴管或滴瓶，滴管距眼睑1~2cm，滴1~2滴药液入眼下部结膜囊内
滴耳药法		病人患耳朝上，操作者向后上方轻拉耳廓（小儿向下拉）使耳道变直，滴2~3滴药液入耳，轻压耳屏，嘱病人保持原体位1~2分钟
滴鼻药法		将病人的头垂直向后仰，一手推鼻尖显露鼻腔，一手持滴管或滴瓶距鼻孔约2cm处滴入药液3~5滴，轻捏鼻翼，使药液均匀分布于鼻腔黏膜
插入治疗技术		• 直肠栓剂插入技术：套指套，将栓剂插入肛门，沿直肠壁向心方向送入，保持左侧卧位15分钟 • 阴道栓剂插入技术：利用置入器或戴手套将阴道栓剂沿阴道下后方轻轻送入5cm以上，达阴道穹窿，指导病人平卧至少15分钟，在治疗期间使用卫生护垫并避免性生活
皮肤给药		• 溶液剂：涂擦或湿敷给药 • 粉剂：扑撒给药 • 糊剂、软膏、乳膏剂、酊剂和醋剂：涂擦给药
舌下给药		告知病人药物应放在舌下，让其自然溶解吸收，不可嚼碎吞下，否则会影响药效

（周晓红）

护考"120"

一、A₁型题（请从5个选项中选出1个最佳答案）

1. 外用药包装上的标签颜色是（   ）

    A. 红色　　　　　B. 棕色　　　　　C. 蓝色　　　　　D. 黑色　　　　　E. 绿色

2. 易氧化和遇光变质的药物是（   ）

    A. 过氧乙酸、酵母片　　　　　　B. 硫酸亚铁、葡萄糖酸钙

    C. 维生素C、氨茶碱　　　　　　D. 疫苗、抗毒血清

    E. 乙醚、环氧乙烷

3. 需在2℃～10℃低温箱保管的药品是（   ）

    A. 维生素E　　　B. 白蛋白　　　C. 氨茶碱　　　D. 氨苄西林　　　E. 地西泮

4. 每晚1次的外文缩写是

    A. qod　　　　　B. qid　　　　　C. qh　　　　　D. qn　　　　　E. qd

5. 注射时防止差错事故发生的关键是（   ）

    A. 选择合适的注射部位　　　　　B. 选择合适的注射器和针头

    C. 严格执行"三查八对"　　　　　D. 严格掌握无菌操作原则

    E. 注意药物配伍禁忌

6. 皮内注射过程中，不正确的操作是（   ）

    A. 用75%乙醇消毒皮肤　　　　　B. 针尖与皮肤呈5°刺入

    C. 注射药量为0.05～0.1ml　　　　D. 严格执行查对制度

    E. 拔针后，用无菌棉签按压进针处

7. 婴儿预防接种卡介苗时常选择的部位是（   ）

    A. 臀部　　　B. 三角肌下缘　　　C. 股外侧　　　D. 腹部　　　E. 前臂掌侧下段

8. "哌替啶（度冷丁）50mg im St"，此医嘱是（   ）

    A. 停止医嘱　　　　　　B. 长期医嘱　　　　　　C. 临时医嘱

    D. 临时备用医嘱　　　　E. 长期备用医嘱

9. "地西泮5mg po prn"，此医嘱属于（   ）

    A. 长期备用医嘱　　　　B. 长期医嘱　　　　　　C. 即刻医嘱

    D. 停止医嘱　　　　　　E. 临时备用医嘱

10. 护士执行医嘱，错误的做法是（   ）

    A. 凡需要下一班执行的临时医嘱需要交班　　　　B. 有疑问时重新核对医嘱

    C. 医嘱执行者须在医嘱单上签全名　　　　　　　D. 根据需要自行调整医嘱

    E. 抢救时可执行医生的口头医嘱

二、A₂型题（请从5个选项中选出1个最佳答案）

11. 顾先生，45岁，因糖尿病住院治疗。医嘱：速效胰岛素8U ac H。护士应为其执行的时间和剂量是（ ）

    A．上午，0.4ml   B．饭后，0.2ml   C．临睡前，0.4ml

    D．饭前，0.2ml   E．必要时，0.1ml

12. 患儿，2岁，因佝偻病入院。医嘱：鱼肝油10滴，每日1次。护士为患儿配药时，在药杯中先加少量温开水，再加鱼肝油，其原因是（ ）

    A．有利于吞服   B．减少药量损失   C．改善患儿口感

    D．避免药物挥发   E．稀释药液

13. 耿女士，26岁，生殖系统感染。护士嘱其服用磺胺类药物后多饮水，主要目的是（ ）

    A．减轻药物对消化道的刺激   B．降低血药浓度

    C．降低药物的毒性   D．减轻肝脏负担

    E．避免尿少时药物析出结晶，堵塞肾小管

14. 盛先生，60岁，心力衰竭伴呼吸道感染。护士发药时告诉其在下列药物中，最后服用的是（ ）

    A．呋塞米   B．止咳糖浆   C．地高辛

    D．维生素B₁   E．阿莫西林

15. 某女大学生，23岁，因高热需肌内注射复方氨林巴比妥。当患者侧卧位注射时，正确的体位是（ ）

    A．下腿伸直，上腿稍弯曲   B．上腿伸直，下腿稍弯曲

    C．双手抱膝   D．两腿均弯曲

    E．两腿均伸直

16. 倪大姐，30岁，妊娠8周，有习惯性流产史。遵医嘱给予黄体酮肌内注射，护士正确的操作是（ ）

    A．乙醇消毒皮肤   B．消毒范围直径是4cm

    C．选择粗长针头注射   D．进针角度为60°

    E．见回血后方可推药

17. 中学男生，15岁，患1型糖尿病，需长期注射胰岛素。护士对病人及其家长进行普通注射器注射胰岛素的指导中，不正确的是（ ）

    A．不可在发炎、有瘢痕、硬结处注射   B．皮下注射，进针角度为90°

    C．回抽无回血方可注射   D．注射剂量要准确

    E．经常更换注射部位

18．患儿，20个月，上呼吸道感染。医嘱：头孢唑啉钠 0.25g im tid。护士为该患儿肌内注射应选择（　　）

　　A．臀中肌、臀小肌　　　　B．臀大肌上方　　　　　C．三角肌下缘

　　D．大腿前外侧　　　　　　E．三角肌上缘

19．小周，女20岁，支气管哮喘，需要超声雾化吸入给药。护士在操作中不妥的做法是

　　A．雾化罐内放药液稀释至30~50ml　　　B．水槽内加冷蒸馏水浸没雾化罐底部

　　C．嘱病人闭口深呼吸　　　　　　　　　D．吸入时间不超过20分钟

　　E．吸入完毕，先关电源开关，再关雾化开关

三、A_3/A_4型题（请从5个选项中选出1个最佳答案）

　　（20~21题共用题干）孔奶奶，62岁，上呼吸道感染3天，咳嗽、咳黏痰。护士拟用氧气雾化吸入法帮助病人吸入给药。

20．氧气雾化吸入治疗的目的不包括（　　）

　　A．解除支气管痉挛　　　　B．稀释痰液　　　　　　C．治疗呼吸道感染

　　D．促进食欲　　　　　　　E．湿化呼吸道

21．帮助病人稀释痰液首选的药物是

　　A．吸入用布地奈德混悬液　　　　　　B．异丙托溴铵

　　C．沙美特罗替卡松粉吸入剂　　　　　D．沙丁胺醇或特布他林

　　E．α-糜蛋白酶或吸入用盐酸氨溴索溶液

　　（22~25题共用题干）慕容女士，25岁，因皮肤严重过敏，医嘱即刻给予静脉注射10%葡萄糖酸钙溶液10ml。

22．操作前最重要的准备工作是（　　）

　　A．检查药瓶的标签是否合乎要求　　　　B．选择血管

　　C．选择合适的注射器　　　　　　　　　D．认真核对医嘱，正确抽吸药液

　　E．准备其他物品

23．在静脉注射中，错误的做法是（　　）

　　A．穿刺时针梗与皮肤呈30°~40°　　　　B．止血带扎在穿刺点上方6cm，末端向上

　　C．选择粗、直、弹性好的血管穿刺　　　D．消毒皮肤可选用0.5%的碘伏

　　E．认真执行"三查八对"

24．静脉注射该药过程中，不正确的做法是（　　）

　　A．固定注射针头　　　　　　　　　　　B．注射速度尽量加快

　　C．使病人保持舒适体位　　　　　　　　D．随时观察病人有无不适

　　E．注药前松开止血带

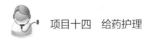

25．静脉注射后，护士哪项做法不对（　　　）

　　A．注射后再次核对药物和病人信息　　　　B．注射后立即拔出针头

　　C．嘱病人纵向按压皮肤及血管进针点　　　D．再次询问病人有无不适

　　E．注射器和针头一起扔进医疗垃圾桶

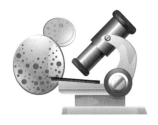

项目十五
药物过敏试验

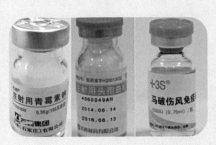

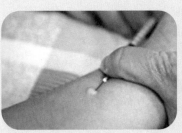

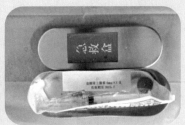

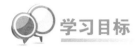 学习目标

◎ 掌握青霉素过敏的预防措施、青霉素皮试液配制、过敏试验及皮试结果判断、过敏性休克的临床表现及急救措施；掌握破伤风抗毒素过敏试验及脱敏注射法；掌握头孢菌素过敏试验的皮试液配制；

◎ 熟悉链霉素、普鲁卡因、碘过敏试验要点；

◎ 了解青霉素过敏的发生机制、过敏反应的其他表现。

 学习任务

◎ 为病人正确实施青霉素过敏试验（预防过敏反应的措施、皮试液配制、皮试结果判断），及时识别青霉素过敏性休克，有效实施抢救措施；

◎ 为病人正确实施TAT、头孢菌素、链霉素、普鲁卡因、碘等药物的过敏试验，为TAT皮试阳性病人正确实施脱敏注射。

任务一　青霉素过敏试验

青霉素广泛用于治疗各种革兰阳性细菌感染，疗效高、毒性低。但用药过程中病人可能会发生过敏反应，故在使用各种制剂的青霉素前，均须正确实施过敏试验，结果阴性者方可用药。用药前后需严格预防、认真观察、正确处理各种不良反应，及时救治青霉素过敏性休克的病人。

临床情境

周阿姨，56岁，淋雨后突发寒战、高热、频繁咳嗽、咳铁锈色痰、胸痛而住院治疗。入院查体：T 39.8℃，P 128次/分，R 28次/分，BP 116/66mmHg，呼吸急促、鼻翼煽动，肺部听诊呼吸音粗糙。急查血常规显示：白细胞计数$18.5×10^9$/L，中性粒细胞89%、核左移。诊断：肺部感染。医嘱：0.9%氯化钠注射液500ml＋青霉素钠盐640万U iv.gtt qd，皮试（　　）。

使用该药物最大的护理风险是什么？在用药前、用药时、用药后如何有效规避这种风险？

一、青霉素过敏试验的实施

青霉素是临床常用的窄谱抗生素，对革兰阳性细菌及某些革兰阴性球菌感染有良好的治疗效果，不良反应少。但是使用该药时，某些特殊体质的病人会发生过敏反应，尤以过敏性休克最为凶险。因此，医护人员在为病人使用该药过程中需要严格遵守操作规程，用药前先询问用药史、过敏史、家族史，正确配制皮试液（表15-1），正确实施过敏试验并正确判断皮试结果（表15-2）。

表 15-1　青霉素过敏试验皮试液的配制

方法	青霉素	加等渗盐水	青霉素含量	要求
配制方法	80万U	4ml	20万U/ml	充分溶解
	取上液0.1ml	0.9ml	2万U/ml	充分摇匀
	取上液0.1ml	0.9ml	2000U/ml	充分摇匀
	取上液0.1 (0.25) ml	0.9 (0.75) ml	200(500)U/ml	充分摇匀
操作图解	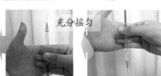		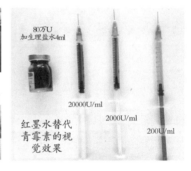	

表 15-2　青霉素过敏试验的操作方法（过敏反应的预防）

操作流程	操作要点
皮试前准备	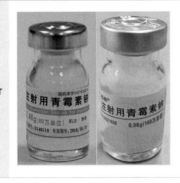 **评估病人：** ● 评估病情、治疗、用药情况、意识状态、合作程度等 ● 询问病人青霉素用药史、过敏史、家族史 ● 无青霉素过敏史、停药3天以上或在用药过程中更换批号的病人需做青霉素过敏试验 ● 若病人有青霉素过敏史，禁止实施青霉素过敏试验，并告知医生

续表

操作流程	操作要点
皮试前准备	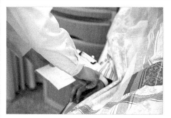 **环境、护士准备：**同皮内注射 **用物准备：**同皮内注射，另备0.1%盐酸肾上腺素1ml、2ml一次性注射器、砂轮等抢救药物与用物 **配制皮试液：**皮试液需现用现配，以免增加致敏性（青霉素皮试液在室温下久置易分解产生半抗原青霉烯酸或青霉噻唑酸）且降低药效
皮试过程	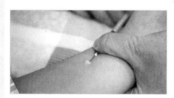 **核对解释：** • 携用物至病人床旁，双向核对床号、姓名，查看腕带上住院号等信息，解释操作目的、方法及配合要点，取得病人合作 • 再次询问用药史及过敏史，确认无青霉素过敏史 **注射观察：**皮内注射0.1ml皮试液（含青霉素20～50U），注射后密切观察20分钟
观察皮试结果	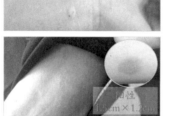 **判断皮试结果：**两名医护人员于皮试20分钟后判断结果，双签名 • 阴性表现：皮丘无改变，周围无红肿，无红晕，病人无自觉症状 • 阳性表现：局部皮丘隆起，出现红晕、硬块，直径大于1cm，或周围出现伪足，局部有痒感；严重时可有头晕、心慌、恶心，甚至发生过敏性休克
皮试后处理	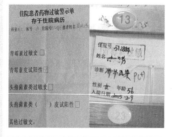 **阴性处理：**记录皮试结果于临时医嘱单上；根据医嘱正确用药，每次用药后均需观察30分钟，用药过程中做好抢救准备 **阳性处理：** • 将阳性结果报告医生 • 在病人的医嘱单、体温单及床头卡、门诊病历卡、住院病历本、注射卡等资料上用红笔醒目地标明"青霉素（+）" • 将结果告知病人及其家属

老师，如果病人皮试结果阴性，是否可以放心地使用青霉素啦？

临床情境

上述病例周阿姨的皮肤过敏试验，两人判断结果为阴性，遵医嘱予静脉用药。在输液过程中，病人向护士反映"身上莫名其妙地痒"，随即护士发现其呼吸急促、面色苍白、出冷汗。

周阿姨可能发生了什么情况？如何判断？抢救原则和措施有哪些？

二、青霉素过敏反应

（一）发生机制

任何剂量、任何剂型的青霉素通过任何途径（注射、吸入、口服、外用等）进入机体均可致过敏体质的病人发生过敏反应。其发生机制见图15-1。青霉素是一种半抗原，进入体内与组织蛋白结合成全抗原，诱发 I 型变态反应，产生抗体（IgE），导致细胞释放组胺、缓激肽、5-羟色胺等生物活性介质，最终引起机体各靶器官发生一系列的不良效应（如血管扩张、毛细血管通透性增加、支气管平滑肌收缩、腺体分泌增加等），表现为多个器官、系统的功能障碍。

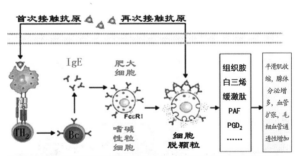

图 15-1 青霉素过敏反应的发生机制

（二）临床表现

青霉素过敏反应包括过敏性休克、血清病型反应及各器官组织的过敏表现（表15-3）。

表 15-3　青霉素过敏反应的临床表现

过敏反应	临床表现
过敏性休克	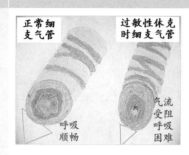 **呼吸道阻塞症状：** ● 由（支）气管平滑肌痉挛、喉头及气管黏膜水肿且分泌物增多等引起 ● 病人表现为呼吸困难、胸闷、气促甚至伴濒死感，常最早出现 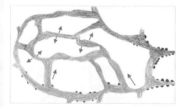 **循环衰竭症状：** ● 由于周围血管扩张且毛细血管通透性增加，有效循环血量锐减 ● 表现为面色苍白、出冷汗、脉搏细弱、血压下降等 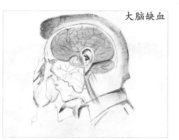 **神经系统症状：** ● 呼吸与循环功能障碍导致脑组织缺血缺氧 ● 表现为头晕眼花、面部及四肢麻木、意识丧失、抽搐、大小便失禁等 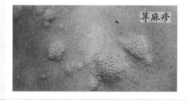 **皮肤过敏症状：** 瘙痒（最早出现的症状之一）、荨麻疹等
血清病型反应	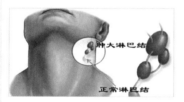 ● 一般在用药后7~12天发生，属Ⅲ型变态反应 ● 表现为发热、关节肿痛、全身淋巴结肿大、皮肤瘙痒、荨麻疹、腹痛等
各器官组织过敏表现	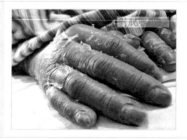 **皮肤过敏反应：** 轻者瘙痒、荨麻疹，严重者可发生剥脱性皮炎 **呼吸系统过敏反应：** 哮喘或诱发哮喘 **消化系统过敏反应：** 可出现腹痛、便血等症状

（三）过敏性休克的抢救

过敏性休克是青霉素过敏反应中最严重的一种，在用药后几秒钟就可以闪电式发生，多数发生在用药后几分钟内，半小时后较少发生。一旦发生必须迅速及时、争分夺秒地就地抢救（表15-4）。

表 15-4　青霉素过敏性休克的抢救

抢救要点	抢救措施
停药平卧 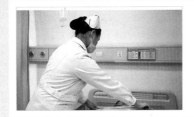	• 立即停药（保留静脉通道、更换输液器、将药物更换为等渗盐水） • 就地平卧、保暖 • 报告医生紧急抢救
药物急救 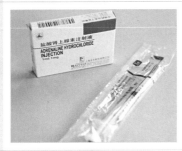	• 输液病人即刻静脉注射0.1%盐酸肾上腺素1ml，其他途径使用青霉素者可皮下注射。此药是抢救过敏性休克的首选药物，具有收缩血管、舒张支气管平滑肌、兴奋心肌等作用 • 小儿剂量酌减 • 若症状未缓解，每隔30分钟再次静脉或皮下注射，直至病人脱离危险
维持呼吸 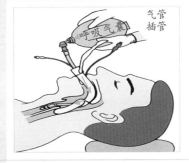	• 氧气吸入，改善病人缺氧症状 • 若出现心跳、呼吸停止，立即行心肺复苏 • 喉头水肿已影响呼吸者，应立即准备气管插管或配合行气管切开
正确用药	遵医嘱酌情应用呼吸兴奋剂、血管活性药、糖皮质激素、抗组胺药、碱性药等
监测病情 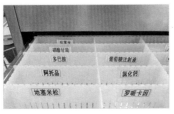	• 密切观察病情变化，如意识状态、生命体征、面色、尿量等，并及时记录 • 脱离危险之前不能搬动病人

任务二　破伤风抗毒素过敏试验与脱敏注射

破伤风抗毒素（Tetanus Antitoxin，简称TAT）是用破伤风类毒素免疫的马血浆，经酶消化、盐析制成，其中的有效成分为F(ab')₂，临床使用的各种制剂纯度日益提高。它能中和破伤风毒素，但对于人体而言，它是异种蛋白，具有抗原性，注射后可能会出现过敏反应，因此用药前须行过敏试验。

临床情境

吴先生，40岁，不慎将生锈的铁钉踩进脚后跟而来院诊治。查体：伤口窄小，周围皮肤留有铁锈，伤口深约1.2cm。医嘱：清创，TAT 1500IU im St，皮试（　　　）。

护士如何正确实施TAT过敏试验？过敏试验后如何根据结果确定注射方法？

一、TAT过敏试验

TAT用药前及停药超过一周者均须进行过敏试验，皮试液配制、皮试方法与皮试结果判断等见表15-5。目前临床供不应求的破伤风人免疫球蛋白（TIG），不需皮试，使用更安全、方便。

表 15-5　TAT 过敏试验

操作流程	操作要点
皮试前准备	**评估病人：**评估病人病情、治疗情况及用药史、过敏史与家族史、注射部位皮肤情况 **环境、护士、用物准备：**同青霉素皮试，遵医嘱取用相应类型的TAT **配制皮试液：** ● 临床传统配制法：将1500IU/0.75ml的药物配制成150IU/ml，方法是先往安瓿中加入等渗盐水0.25ml（加至1ml），混匀，再抽取0.1ml加等渗盐水至1ml即成150IU/ml的皮试液 ● 说明书中配制法：抽取0.1ml原液加等渗盐水至1ml，即成200IU/ml的皮试液

续表

操作流程	操作要点
皮试过程	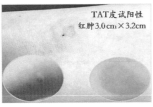**核对注射：** ● 携用物至病人床旁，双向核对床号、姓名，查看腕带上住院号等信息，解释用药目的 ● 再次询问用药史和过敏史 ● 按传统配制的皮试液：注入皮试液0.1ml（含15IU TAT），密切观察20分钟 ● 按说明书配制的皮试液：注入皮试液0.05ml（含10IU TAT），密切观察30分钟
判断结果	TAT皮试阳性 红肿3.0 cm×3.2 cm 必须由两名医护人员观察并做出判断，双签名 ● 阴性表现：局部皮丘无变化，无任何全身反应 ● 阳性表现：皮丘红肿、硬结，直径大于1.5cm，红晕可大于4cm，或出现伪足、痒感。全身过敏反应、血清病型反应同青霉素

老师，如果病人的破伤风抗毒素皮试结果阳性，是否应该跟青霉素一样，不能用药了呀？

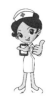

　　TAT过敏反应的严重程度一般不及青霉素。更重要的是，TAT是唯一能中和破伤风毒素的药物。冒着较小的过敏反应风险来预防危害极大的破伤风，符合"医疗最优化"的原则。所以，皮试阳性的病人也须酌情用药，但需采用脱敏注射法。

二、TAT脱敏注射

　　TAT脱敏注射是对过敏试验阳性的病人，采用小剂量多次注射的方法，每次剂量递增。脱敏的机制是：小剂量注射时生物活性介质释放量较少，不至于引起严重过敏反应，短时间内连续多次注射TAT可以逐渐消耗体内已经产生的IgE，最终达到注入全部药物的目标。

（一）临床传统脱敏注射法

　　临床曾经广泛认可并采用的TAT脱敏注射方法见表15-6。

表 15-6　TAT 传统脱敏注射法

次数	TAT	加等渗盐水	注射方法
1	0.1ml	0.9ml	IM或H
2	0.2ml	0.8ml	IM或H
3	0.3ml	0.7ml	IM或H
4	余量	稀释至1ml	IM或H

每隔20分钟注射1次，每次注射后均需密切观察。若病人出现荨麻疹、轻度气促等不适，可待反应消退后，酌情减少每次注射剂量、增加注射次数，以达到顺利脱敏的目的。反应严重者（如过敏性休克），须立即停止注射，并迅速抢救。过敏体质病人可直接注射破伤风人免疫球蛋白代替TAT。

（二）破伤风抗毒素说明书推荐的脱敏注射法

各种破伤风抗毒素说明书中（图15-2），脱敏注射方法均需至少分4次注射，注射量由小到大。临床具体做法举例：前3次用最小计量单位是0.02ml的1ml注射器分别抽取0.02ml、0.04ml、0.08ml，以等渗盐水稀释10倍皮下注射（0.2ml→0.4ml→0.8ml），每次注射后观察30分钟，均无反应后将安瓿中未稀释的余液及剩余皮试液皮下或肌内注射，密切观察30分钟；若有反应且不太严重，应增加注射次数，减少每次递增剂量；若反应严重则立即停药抢救。

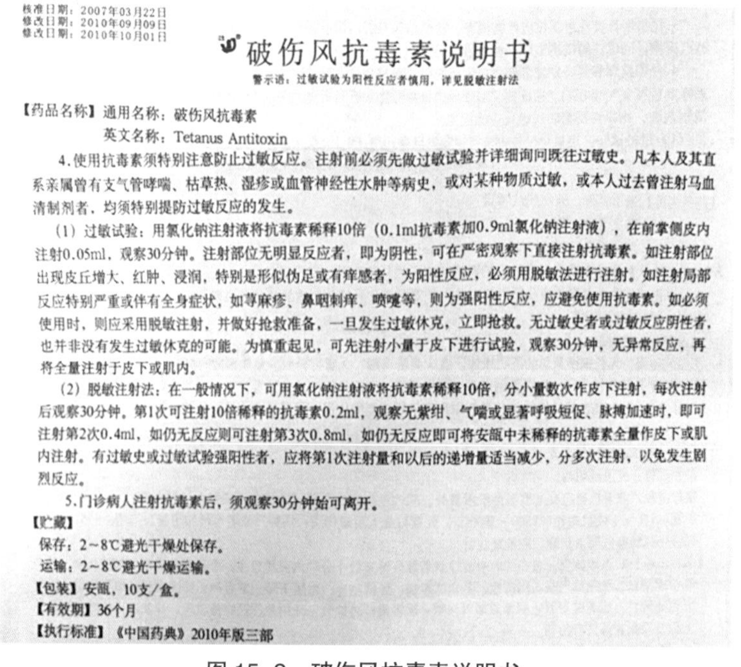
核准日期：2007年03月22日
修改日期：2010年09月09日
修改日期：2010年10月01日

破伤风抗毒素说明书

警示语：过敏试验为阳性反应者慎用，详见脱敏注射法

【药品名称】通用名称：破伤风抗毒素
英文名称：Tetanus Antitoxin

4.使用抗毒素须特别注意防止过敏反应。注射前必须先做过敏试验并详细询问既往过敏史。凡本人及其直系亲属曾有支气管哮喘、枯草热、湿疹或血管神经性水肿等病史，或对某种物质过敏，或本人过去曾注射马血清制剂者，均须特别提防过敏反应的发生。

（1）过敏试验：用氯化钠注射液将抗毒素稀释10倍（0.1ml抗毒素加0.9ml氯化钠注射液），在前掌侧皮内注射0.05ml，观察30分钟。注射部位无明显反应者，即为阴性，可在严密观察下直接注射抗毒素。如注射部位出现皮丘增大、红肿、浸润，特别是形似伪足或有痒感者，为阳性反应，必须用脱敏法进行注射。如注射局部反应特别严重或伴有全身症状，如荨麻疹、鼻咽刺痒、喷嚏等，则为强阳性反应，应避免使用抗毒素。如必须使用时，则应采用脱敏注射，并做好抢救准备，一旦发生过敏休克，立即抢救。无过敏史者或过敏反应阴性者，也并非没有发生过敏休克的可能。为慎重起见，可先注射小量于皮下进行试验，观察30分钟，无异常反应，再将全量注射于皮下或肌内。

（2）脱敏注射法：在一般情况下，可用氯化钠注射液将抗毒素稀释10倍，分小量数次作皮下注射，每次注射后观察30分钟。第1次可注射10倍稀释的抗毒素0.2ml，观察无紫绀、气喘或显著呼吸短促、脉搏加速时，即可注射第2次0.4ml，如仍无反应则可注射第3次0.8ml，如仍无反应即可将安瓿中未稀释的抗毒素全量作皮下或肌内注射。有过敏史或过敏试验强阳性者，应将第1次注射量和以后的递增量适当减少，分多次注射，以免发生剧烈反应。

5.门诊病人注射抗毒素后，须观察30分钟始可离开。

【贮藏】
保存：2～8℃避光干燥处保存。
运输：2～8℃避光干燥运输。
【包装】安瓿，10支/盒。
【有效期】36个月
【执行标准】《中国药典》2010年版三部

图 15-2　破伤风抗毒素说明书

任务三　头孢菌素及其他药物过敏试验

临床情境	李先生，32岁，急性化脓性扁桃体炎，寒战、高热、咽痛而来院就诊，医嘱：0.9%氯化钠注射液250ml+头孢曲松钠1g iv. gtt q6h，皮试（　　　　）。 护士应如何配制头孢菌素皮试液？

一、头孢菌素过敏试验

头孢菌素与青霉素之间呈现不完全的交叉过敏反应，对青霉素过敏者中约10%的病人对头孢菌素亦过敏。过敏试验的实施、阳性表现及其抢救等均与青霉素相似。

皮试液以每毫升含头孢菌素500μg或300μg的等渗盐水溶液为标准，注入皮内的剂量为0.1ml（其中含头孢菌素50μg或30μg）。以上述病例的注射用头孢曲松钠粉剂为例，配制方法见表15-7。目前临床常用各种头孢菌素的剂量为每瓶0.5g、0.75g、1.0g、1.5g、2.0g等，配制方法以此类推。

表 15-7　头孢菌素皮试液的配制

方法	头孢菌素		加等渗盐水	头孢菌素浓度	要求
配制方法一 （500μg/ml）	注射用头孢曲松钠	0.5g（500mg）	10ml	50mg/ml	充分溶解
		取上液0.1ml	0.9ml	5000μg/ml	充分摇匀
		取上液0.1ml	0.9ml	500μg/ml	充分摇匀
配制方法二 （300μg/ml— 浙江省标准）	注射用头孢曲松钠	1g（1000mg）	10ml	100mg/ml	充分溶解
		取上液0.1ml	0.9ml	10mg/ml	充分摇匀
		取上液0.1ml	0.9ml	1000μg/ml	充分摇匀
		取上液0.3ml	0.7ml	300μg/ml	充分摇匀

二、其他药物过敏试验

临床使用链霉素、普鲁卡因、碘化物等药物前，也需实施过敏试验（表15-8）。过敏反应及处理基本同青霉素。链霉素因与钙离子络合后毒性症状可减轻或消失，所以抢救时可用钙剂，静脉推注10%葡萄糖酸钙注射液或5%氯化钙注射液。

表 15-8　各种常用药物的过敏试验

药物	配制方法及皮试液标准	试验方法	结果判断
链霉素	每瓶含链霉素粉剂100万U，加入3.5ml等渗盐水充分溶解后成25万U/ml溶液4ml，取0.1ml稀释至1ml，再取0.1ml稀释至1ml，即成2500U/ml皮试液	取0.1ml皮试液皮内注射（注入链霉素250U）	同青霉素
普鲁卡因	● 直接取0.25%（2.5mg/ml）普鲁卡因原液 ● 一支2ml注射液含普鲁卡因40mg，取0.1ml用等渗盐水稀释至0.8ml，即成2.5mg/ml的皮试液	取0.1ml皮试液皮内注射（注入普鲁卡因0.25mg）	同青霉素
碘化物	5%～10%碘化钾	口服5ml，每日3次，共3天	口麻、头晕、心慌、恶心、呕吐、流涕、流泪、荨麻疹等为阳性表现
	碘造影剂（30%泛影葡胺）	取0.1ml皮内注射	同青霉素
		取1ml静脉注射，5～10分钟后观察。必须皮试阴性才可静脉注射	血压、脉搏、呼吸、面色等发生变化为阳性

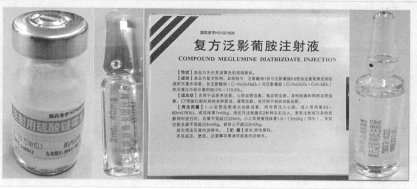

（孟一淼）

护考"120"

一、A₁型题（请从5个选项中选出1个最佳选项）

1．下列青霉素皮试结果中，哪种情况可以注射青霉素（　　　）

　　A．局部红晕直径1.2cm，无自觉症状

　　B．局部红晕直径0.5cm，有胸闷、头晕症状

　　C．局部红晕直径0.7cm，周围有伪足

　　D．局部红晕直径0.7cm，无自觉症状

　　E．皮丘已消失，但注射局部有痒感

2．下列皮试液浓度错误的是（　　　）

　　A．细胞色素C：7.5mg/ml　　　B．链霉素：2500U/ml　　　C．破伤风抗毒素：150IU/ml

　　D．青霉素：500U/ml　　　E．普鲁卡因：2.5mg/ml

3．若病人发生青霉素过敏反应，一般最早出现的症状是（　　　）

　　A．意识丧失　　　B．喉头水肿、气促　　　C．面色苍白

　　D．血压下降　　　E．幻觉、谵妄

4．使用破伤风抗毒素超过几天，需再次使用时应重新做过敏试验（　　　）

　　A．1天　　　B．3天　　　C．5天

　　D．7天　　　E．14天

5．链霉素过敏性休克抢救时，不同于青霉素的措施是可静脉注射下列（　　　）

　　A．尼可刹米　　　B．地塞米松　　　C．多巴胺或间羟胺(阿拉明)

　　D．盐酸肾上腺素　　　E．10%葡萄糖酸钙

6．关于破伤风抗毒素脱敏注射，正确的是（　　　）

　　A．分2次注射，剂量相同，每隔20分钟一次

　　B．分3次注射，剂量相同，每隔20分钟一次

　　C．分4次注射，剂量相同，每隔20分钟一次

　　D．分4次注射，剂量由小到大，每隔20分钟一次

　　E．分4次注射，剂量由大到小，每隔20分钟一次

7．关于头孢菌素过敏试验，错误的做法是（　　　）

　　A．用药前必须详细询问用药史、过敏史和家族史

　　B．注射盘中备盐酸肾上腺素、注射器等急救用物

　　C．配制皮试液的浓度为100μg/ml

　　D．注入皮内的药量为0.1ml

　　E．密切观察病人反应，20分钟后两人判断结果

二、A₂型题（请从5个选项中选出1个最佳选项）

8. 彭先生，36岁，淋雨后畏寒发热、咳嗽、咳铁锈色痰半天来院就诊。诊断：大叶性肺炎。医嘱：0.9%氯化钠注射液20ml+头孢呋辛钠0.75g iv q8h。皮试结果为阳性，错误的处理是（　　）

   A．告知医生皮试结果，医生嘱咐护士再行头孢噻肟皮试

   B．在病人的临时医嘱单、体温单等文件上用红色注明"头孢菌素（+）"

   C．在病人床头卡、病历卡等文件上用红色注明"头孢菌素（+）"

   D．在住院病人药物过敏警示单上写明"头孢菌素（呋辛）皮试（+）"

   E．告知病人及家属"彭先生头孢菌素过敏，以后都不能用青霉素和头孢菌素类药物"

9. 王先生，25岁，患化脓性扁桃体炎，在肌内注射青霉素数秒钟后出现胸闷、呼吸困难、面色苍白、出冷汗及濒危感，血压75/45mmHg。护士首先采取的急救措施是（　　）

   A．给予氧气吸入　　　　　B．配合医生行气管插管　　　　C．心肺复苏

   D．给予5%碳酸氢钠静脉滴注　　E．皮下注射0.1%盐酸肾上腺素1ml

10. 夏女士，注射青霉素后的第11天，皮肤瘙痒，腹痛，关节肿痛，全身淋巴结肿大。考虑病人有可能发生了（　　）

   A．血清病型反应　　　　　B．消化系统过敏症状　　　　C．皮肤过敏反应

   D．呼吸道过敏症状　　　　E．循环衰竭症状

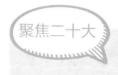
聚焦二十大

习近平总书记在二十大报告中指出：

人民健康是民族昌盛和国家强盛的重要标志。

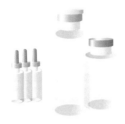

项目十六
静脉输液技术

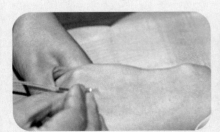

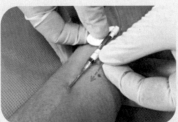

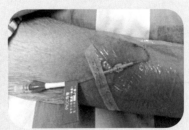

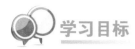 学习目标

◎ 掌握密闭式周围静脉输液技术（一次性静脉输液钢针与静脉留置针）的操作流程和输液故障排除法、常见输液反应与护理；

◎ 熟悉静脉输液的概念、目的、常用溶液、微量注射泵的使用、输液速度和时间计算、输液微粒污染及其防护、锐器伤及其防治；

◎ 了解PICC的置管方法及其护理要点、深静脉置管与PORT的置管方法、婴幼儿头皮静脉输液法、输液泵的使用、化疗药物配制中的自身防护。

 学习任务

◎ 正确使用密闭式周围静脉输液技术（一次性静脉输液钢针与静脉留置针）及其他各种输液技术为病人安全用药；

◎ 在用药过程中避免病人发生输液反应、输液微粒污染等不良后果，同时避免锐器伤和化疗药物等对自身的损害。

任务一　常用静脉输液技术

　　静脉治疗是将各种药物及血液，通过静脉注入血液循环的治疗方法，包括静脉注射、静脉输液和静脉输血。常用工具包括：注射器、输液（血）器、一次性静脉输液钢针、外周静脉留置针、中心静脉导管、经外周静脉置入中心静脉导管、输液港以及输液辅助装置等。

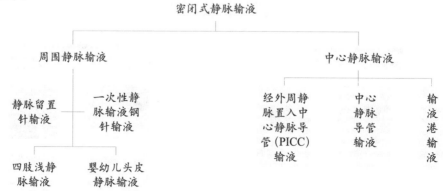

临床情境

门诊输液室护士如何完成该病人的治疗工作？

一、密闭式周围静脉输液法

（一）一次性静脉输液钢针输液法

临床常用一次性静脉输液钢针进行密闭式周围静脉输液，适用于输液时间不足4小时等情况。操作过程中应严格执行查对制度及无菌原则等操作要点（表16-1），确保病人用药安全。

表 16-1　密闭式周围静脉输液法（一次性静脉输液钢针）

操作流程	操作要点
操作前准备	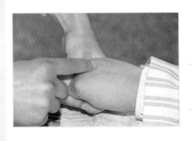 **评估病人：** 评估病人的年龄、心肺肾功能、意识状态及营养状况、心理状态及预期输液时间；判断穿刺部位皮肤和血管状况等 **环境准备：** 安静、整洁、宽敞，符合无菌技术操作要求 **护士准备：** 着装整洁，规范洗手（必要时修剪指甲），戴口罩 **用物准备：** ● 治疗车上层放输液注射盘，内置0.5%碘伏、砂轮、棉签、密闭式输液器（带一次性静脉输液钢针）、灭菌输液贴及瓶口贴、不干胶输液卡；盘外放消毒止血带若干、医嘱执行单，必要时备一次性乳胶手套、加药用注射器与针头、开瓶器、小夹板及绷带、瓶套等

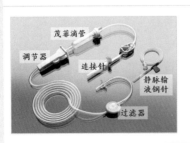

茂菲滴管
调节器
连接针
静脉输液钢针
过滤器

续表

操作流程	操作要点
操作前准备	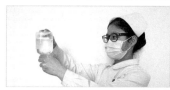 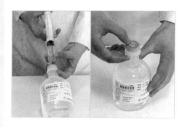 ● 治疗车旁挂免水洗抗菌洗手液 ● 治疗车下层放锐器盒、感染性医疗垃圾桶和非感染性医疗垃圾桶 ● 另备输液天轨或输液架 **药物准备：** ● 双人核对医嘱，填写（打印）输液卡并备药，双人查对药物名称、浓度、剂量、有效期，检查药物质量 ● 将输液卡贴于输液瓶（或袋）上，必要时套瓶套
操作过程	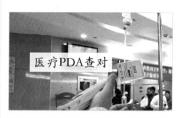 **核对加药：** ● 启开液体瓶铝盖中心部分（或拉开输液袋的易拉环），常规消毒瓶塞 ● 再次查对并加入药物 ● 仔细检查药液有无浑浊、颗粒和沉淀物等 ● 加药者签名，消毒瓶塞 ● 检查瓶口贴，贴于输液瓶口 ● 也可由静脉药物配置中心配药 **核对解释：** ● 携用物至座位（或病床旁），双向核对姓名、座位号或床号，有条件者使用医疗PDA核对病人信息及药物 ● 做好解释，询问病人是否需要大小便，取舒适体位 ● 再次查对药液 ● 检查输液器质量，拧紧针头，打开包装袋，关闭调节器 ● 取出输液管的连接针头，插入瓶塞 ● 确认无误后挂输液瓶于输液天轨，必要时戴一次性手套 **初步排气：** ● 一手持针翼和过滤器附近，使输液器的乳头垂直朝上；另一手倒置并挤捏茂菲滴管，使药液流至滴管1/2～2/3满时，放回滴管 ● 打开调节器，使液体流至乳头 ● 仔细检查滴管下段输液管及过滤器内无气泡 ● 挂妥输液管 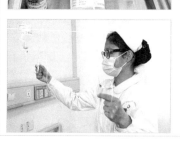

续表

操作流程	操作要点
操作过程	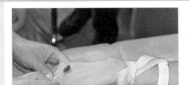**扎带消毒：** ● 选择粗直、弹性好、避开关节及静脉瓣的静脉 ● 在穿刺点上方约6cm处扎止血带，末端向上 ● 常规消毒皮肤（一次顺时针、一次逆时针） ● 两遍消毒之间备好输液贴 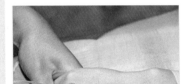**静脉穿刺：** ● 取下护针帽，检查针头有无弯曲、倒钩等，第二次排气至针头，关闭调节器并再次确认无气泡 ● 再次核对病人信息和药物无误 ● 绷紧皮肤，根据静脉深浅以15°～30°进针，见回血后再平行进针少许 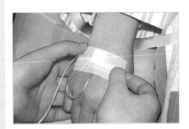**固定针头：** ● 一手固定针翼，另一手松止血带、松调节器，必要时松拳（即"三松"） ● 确认液体滴入通畅、病人无不适后，第一条胶布固定针翼，灭菌输液贴盖住针眼，另一条胶布固定针头硅胶管；必要时用夹板及绷带固定肢体 ● 取出止血带 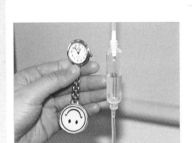**调速记录：** ● 根据病情、年龄、药物性质等调节滴速，一般成人40～60滴/分，儿童20～40滴/分 ● 再次核对病人信息和药物，在医嘱执行单上记录输液时间、滴速并签名 ● 对婴幼儿、年老体弱病人、心肺肾功能不良者及输入高渗或含钾药物、血管活性药物等病人需严格控制滴速 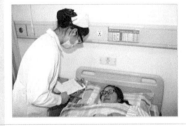**安置宣教：** ● 整理床位，协助病人取舒适体位 ● 向病人说明注意事项，置呼叫器于病人易取处
操作后续 工作	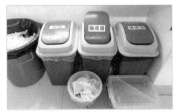**用物处理：** ● 推治疗车回污物处置室，按院感要求分类处理用物 ● 规范洗手、记录

续表

操作流程	操作要点
操作后续工作	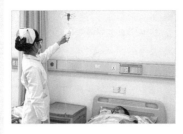 **巡视观察：** ● 密切观察病人全身情况及输液局部有无疼痛、肿胀，固定是否牢固，输液是否通畅，滴速如何，余液多少 ● 及时排除输液故障并记录 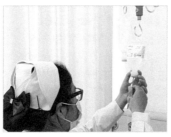 **核对换瓶：** ● 更换输液瓶时，严格核对病人信息和药物无误后常规消毒瓶塞，从上一瓶中拔出输液管针头插入下一瓶中 ● 确认输液通畅、滴速适宜、滴管下段输液管无气泡 ● 在医嘱执行单上记录并签名 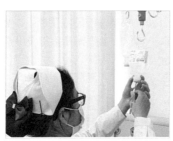 **拔针按压：** ● 确认输液结束，撕下胶布 ● 一手轻按输液贴，另一手快速拔针的同时，掐断近针头根部的硅胶管（也可折叠管端拔针） ● 嘱病人拇指指腹沿静脉走向（纵向）按压针头进皮肤点和进静脉点5分钟左右至无出血，关闭调节器，分离针头置于锐器盒 **整理处置：**整理床单位，按院感要求分类处理用物

临床情境

卜女士，56岁，因驾驶机动车闯红灯发生车祸，由"120"送来急诊科。紧急查体：意识清，右下股开放性骨折，流血不止，面色苍白，BP 84/50mmHg，HR 110次/分，R 24次/分。

在紧急止血的同时，针对病人"BP 84/50mmHg"等情况，在医生开出医嘱前，急诊科护士首先进行哪项紧急处理？你会选择哪种针头穿刺？为什么？

（二）外周静脉留置针输液法

1．操作程序：采用聚氨酯等材料制成的外周静脉留置针（peripheral venous catheter，PVC）与组织相容性好，可较长时间保留在静脉内。因其结构和保留时间均不同于一次性静脉输液钢针，故有其特殊的穿刺要求和护理措施（表16-2）。

表 16-2　外周静脉留置针（PVC）输液

操作流程	操作要点
操作前准备	 **评估病人：** ● 评估病人的年龄、病情、过敏史、静脉治疗方案、药物性质等 ● 留置针适用于输液量较多、时间超过4小时的短期静脉输液治疗 ● 穿刺常用上肢贵要静脉、头静脉及肘正中静脉等粗直、弹性好、血流丰富、清晰易见的静脉（避开肘窝、放疗部位） **环境、护士准备：** 同一次性静脉输液钢针输液 **用物准备：** ● 同一次性静脉输液钢针输液，另备无菌透明敷贴和型号合适的外周静脉留置针，留置针据静脉、输液速度等情况由粗到细选择18G、20G、22G、24G，尽量选用较小型号的密闭式留置针，不主张采用开放式静脉留置针；一次性清洁手套 ● 封管需另备10ml生理盐水1支、10ml注射器1副 ● 药物：遵医嘱
操作过程	 **排气、连接留置针：** ● 排尽一次性静脉输液钢针内空气后，部分打开留置针外包装，显露肝素帽和针头，插入钢针至斜面进入肝素帽 ● 排尽肝素帽和留置针内空气，关闭调节器，将钢针插至根部，挂妥 ● 戴清洁手套 **扎带消毒：** ● 在穿刺点上方6～10cm处扎止血带 ● 消毒穿刺部位皮肤，直径≥8cm，待干 ● 打开透明敷贴外包装，并在其中一条纸质胶布上注明置管日期和时间，签名 ● 再次消毒皮肤，确认排尽空气

右上角：续表

操作流程	操作要点
操作过程	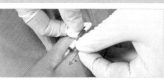 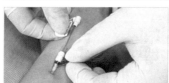 **穿刺送管：** ● 转动针芯以松解针芯和外套管，嘱病人握拳 ● 左手绷紧皮肤，右手持针翼，针头与皮肤呈15°～30°缓缓地直刺静脉上方，见回血后以5°左右推进0.5cm左右 ● 一手固定留置针，一手退出针芯少许，将外套管全部送入静脉，抽出针芯，松开止血带与调节器，嘱病人松拳，确认输液通畅 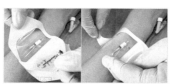 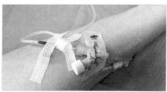 **正确固定：** ● 以75%乙醇消毒皮肤和针翼（避开针眼） ● 皮肤干燥后用无菌透明敷贴密闭式固定留置针 ● 以写有留置时间的胶布"U"形固定留置针延长管，使肝素帽高于外套管头端 ● 妥善固定一次性静脉输液钢针，取出止血带和治疗巾 ● 脱手套，用物处理和整理同一次性静脉输液钢针输液
操作后续工作	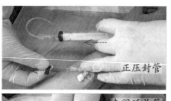 针尖斜面留在肝素帽 脉冲推药冲管 **冲管封管：** ● 确认病人输液暂时结束后实施封管 ● 关闭调节器，取下胶布，将钢针与输液器分离，连接抽有5ml左右（导管加延长管容积的2倍）封管液的注射器，拔出少许至只留针尖斜面在肝素帽内 ● 脉冲冲管：先以推一下停一下的脉冲方式推注4ml左右封管液，借助涡流冲净管壁残留药物 ● 正压封管：再以一手固定肝素帽，边拔钢针边快速推注封管液，使推药速度大于拔针速度，确保正压封管 ● 夹闭留置针延长管近针头端 ● 连续输液者每24小时更换一次输液器 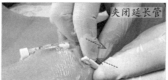 正压封管 夹闭延长管 **宣教要点：** ● 留置针留置期间密切观察置管局部情况 ● 保持穿刺部位清洁干燥：洗脸或洗澡时用塑料纸把针头附近包裹严实 ● 防止回血：置管肢体不能用力活动、提取重物和长时间下垂，针头上方的衣物不能太紧，睡眠时勿压迫穿刺血管 ● 防止意外拔管：换衣服时避免将导管勾出或拔出，置管上肢的袖子先穿、后脱

续表

操作流程	操作要点
操作后续工作	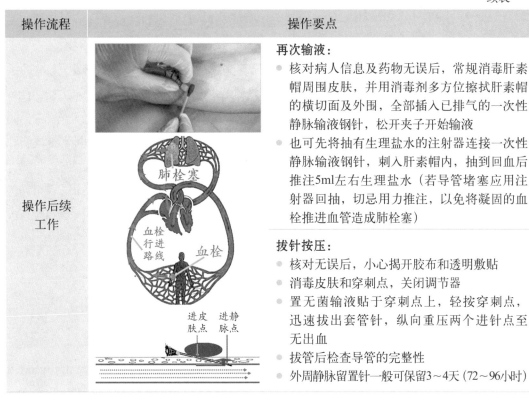**再次输液：** • 核对病人信息及药物无误后，常规消毒肝素帽周围皮肤，并用消毒剂多方位擦拭肝素帽的横切面及外围，全部插入已排气的一次性静脉输液钢针，松开夹子开始输液 • 也可先将抽有生理盐水的注射器连接一次性静脉输液钢针，刺入肝素帽内，抽到回血后推注5ml左右生理盐水（若导管堵塞应用注射器回抽，切忌用力推注，以免将凝固的血栓推进血管造成肺栓塞） **拔针按压：** • 核对无误后，小心揭开胶布和透明敷贴 • 消毒皮肤和穿刺点，关闭调节器 • 置无菌输液贴于穿刺点上，轻按穿刺点，迅速拔出套管针，纵向重压两个进针点至无出血 • 拔管后检查导管的完整性 • 外周静脉留置针一般可保留3~4天（72~96小时）

2．护理要点：为预防静脉炎、导管堵塞、渗出和组织坏死、导管脱出等并发症，护士需加强护理。

（1）腐蚀性药物、发疱剂及刺激性药物、胃肠外营养液、pH<5或>9的药液、渗透压>600mOsm/L的液体不能经外周静脉给药。

（2）成年病人不在下肢置管，置管侧肢体不能测量血压；小儿不宜首选头皮静脉；接受乳房根治术和腋下淋巴结清扫术的病人应选健侧肢体进行穿刺，有血栓史和血管手术史等的静脉不应进行置管。

（3）输液过程中持续湿热敷穿刺上方肢体能有效提高局部抗炎能力。

（4）护患共同密切关注置管局部有无发红、发热、疼痛、肿胀等异常情况。

（5）输注的两种不同药物间有配伍禁忌时，在前一种药物输注结束后，应冲洗或更换输液器，并冲洗导管，再连接下一种药物继续输液。

（三）婴幼儿头皮静脉输液法

婴幼儿采用头皮静脉输液，既方便患儿保暖和肢体活动，又不易拉脱，且婴幼儿头皮静脉丰富，分支多，互相沟通成网，浅表易见，不易滑动，故婴幼儿静脉输液常用头皮静脉。临床常选额静脉、颞浅静脉、耳后静脉等（图16-1）。

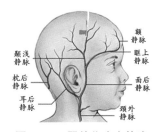

图16-1　婴幼儿头皮静脉

与成人周围静脉输液不同之处如下：

1. 用物：需另备$4\frac{1}{2}^{\#}\sim5\frac{1}{2}^{\#}$一次性静脉输液钢针或24G外周静脉留置针、75%乙醇，必要时备抽有生理盐水的5~10ml注射器，酌情备剃发刀（脱毛剂）等备皮用物。

2. 操作要点：①选择静脉，必要时剃去局部头发（临床主张尽量不剃发），由助手固定患儿肢体和头部，操作者位于患儿头端选择静脉；②用75%乙醇消毒局部皮肤，待干；③输液器或注射器连接输液钢针，排尽空气，操作者左手拇、食指分别固定静脉两端、绷紧皮肤，右手持针沿静脉向心方向平行进针，见回血后不必继续进针，打开调节器试滴，确认通畅且无肿痛，妥善固定针头；④根据年龄、病情等调节滴速，一般≤20滴/分。

3. 防止针头误刺入动脉：动脉呈皮肤色或粉红色、有搏动、管壁厚不易被压扁、易滑动、血流呈离心方向，进针后回血呈冲击状、色鲜红。若推药时不仅阻力较大，且局部可见树枝分布状苍白，患儿痛哭、尖叫、竭力挣扎，说明针头误入动脉，应立即拔针，选择静脉重新穿刺。

二、中心静脉输液法

（一）经外周静脉穿刺置入中心静脉导管

目前临床输液广泛使用经外周静脉穿刺置入中心静脉导管（peripherally inserted central catheter，PICC）的技术。PICC是经上肢贵要静脉、肘正中静脉、头静脉、肱静脉以及颈外静脉（新生儿还可通过下肢大隐静脉、头部颞静脉、耳后静脉等）穿刺置管，尖端位于上腔静脉或下腔静脉近右心房处的导管，护理要点等相关知识见表16-3。

表16-3 经外周静脉穿刺置入中心静脉导管（PICC）病人的护理

PICC		护理要点
常用静脉		· 常用贵要静脉、肘正中静脉、头静脉、肱静脉、颈外静脉等，目前多用上臂静脉，可在B超引导下穿刺 · 颈外静脉为颈部最大的浅表静脉，浅表易见，位置恒定，易于穿刺。一般于下颌角和锁骨上缘中点连线的上1/3处、颈外静脉外侧缘向心方向进针
适用范围		· PICC可用于任何性质的药物输注，不应用于高压注射泵注射造影剂和血液动力学监测（耐高压导管除外） · 目前临床广泛用于化疗、胃肠外营养、反复输血等中长期静脉治疗（可置管1周至1年）

PICC	护理要点
穿刺维护要点 穿刺维护要点	 更换接头　　撕去贴膜 PICC 导管维护 更新贴膜　　消毒导管 正压无针接头	• PICC置管操作应由经过PICC专业知识与技能培训、考核合格且有5年及以上临床工作经验的操作者完成 • 置入PICC及进行导管维护时，严格遵循无菌技术操作原则，并遵守最大无菌屏障原则 • 使用专用护理包进行穿刺和维护，与PICC管连接的输液接头宜用螺旋接口，主张使用正压无针接头，但应尽可能减少其他输液附加装置的使用 • 置管部位不应使用丙酮、乙醚等有机溶剂，不宜在穿刺部位使用抗菌油膏 • 每日观察穿刺点及周围皮肤的完整性 • 拔管后检查导管的完整性，保持穿刺点24小时密闭
潜在并发症	导管堵塞、导管异位、导管脱出、静脉炎、导管相关性静脉血栓形成、导管相关性血流感染等
置管病人及照顾者的健康教育	 腋窝　　肘窝 上臂贵要静脉 保护静脉留置管道的袜筒 握拳　　松拳	• 适度活动：不影响日常工作和家务劳动，但置管上肢不能提重物，还应避免过度外展、旋转与屈肘运动 • 避免浸湿：淋浴前用塑料保鲜膜保护置管处，浴后检查；避免盆浴、游泳等 • 防止脱落：更换衣服时小心保护导管，必要时改良患侧衣袖为脱卸式和敞开式；敷料外面套上松紧适宜且有弹力的织品（如袜筒），可以防止导管脱出 • 出血处理：立即按压注射点10~15分钟；在前臂穿刺者尽量减少肘关节弯曲，以防穿刺点出血及导管断裂 • 预防手肿胀：经常测量置管上臂肘关节上方10cm处的臂围。若手变肿需抬高手臂，并反复做握拳→松拳动作（可用橡胶球训练），还可手拿热毛巾消肿 • 更换时间：一般每周更换无菌透明敷料和接头；必要时及时更换

（二）中心静脉置管术

中心静脉导管（central venous catheter，CVC）是经锁骨下静脉（首选）、颈内静脉、股静脉置管，尖端位于上腔静脉或下腔静脉近右心房处的导管。可用于任何性质的药物输注、血液动力学监测，不应用于高压注射泵注射造影剂（耐高压导管除外）。由于深静脉解剖位置较深，体表无法看到穿刺静脉，故需经过专门培训的医生实施，穿刺要点见表16-4。置管过程中应注意避免气胸、血胸、血肿、气栓、感染等并发症。

表 16-4　经三种途径深静脉置管的操作要点

置管途径		穿刺体位	穿刺点	进针要点
锁骨下静脉		平卧位，头转向对侧或头低肩高位	**锁骨上穿刺法**：用1%甲紫划出胸锁乳突肌的锁骨头外侧缘与锁骨上缘所形成的夹角，该角平分线之顶端或其后0.5cm处为穿刺点 **锁骨下穿刺法**：锁骨下缘的中点内侧1～2cm（中、内1/3交界处）	针尖指向胸锁关节，进针角度为30°～40°、深度为2.5～4cm
颈内静脉		平卧位，头低20°～30°并转向对侧（多取右侧穿刺）	于锁骨中、内1/3处确定胸锁乳突肌胸骨头与锁骨头交汇点，即颈动脉三角处，操作者用左手食指触颈动脉搏动点并推向内侧，该点向外旁开0.5～1.0cm为穿刺点	针尖指向胸锁关节的下后方（同侧乳头），进针角度为45°～60°
股静脉		蛙状体位：仰卧，穿刺侧臀部垫高，髋外展45°，屈膝90°	股静脉在股三角区，腹股沟韧带下方紧靠股动脉内侧：股动脉和髂前上棘与耻骨结节连线的中点相交，股静脉在股动脉的内侧0.5cm处	在股动脉搏动点内侧0.5cm处垂直刺入，也可在腹股沟下方1～3cm处以30°～45°刺入

（三）植入式静脉输液港

近年国内已经开展了植入式静脉输液港（implantable venous access port，PORT，简称输液港）技术。PORT又称植入式中央静脉导管系统，是完全植入人体内的闭合输液装置，包括尖端位于上腔静脉的导管部分及埋植于皮下的注射座（图16-2a）。可为病人提供任何性质药物输注的长期乃至永久性的静脉血管通道，能提高输注化疗药物及全胃肠外营养（TPN）等病人的生活质量。需要输液时，护士仅需将无损伤针经皮肤垂直刺入注射座，即可直接将药物输送到中心静脉（图16-2b）。

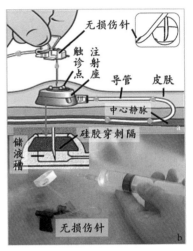

图 16-2　植入式静脉输液港

三、静脉输液概述

（一）静脉输液的概念和目的

静脉输液是利用液体静压和大气压原理将一定量的无菌溶液或药物由静脉输入体内的方法。其主要目的是：

1．补充水分和电解质，纠正水、电解质及酸碱失衡。常用于频繁剧烈呕吐、腹泻等所致脱水或酸碱失衡病人。常用溶液有0.9%氯化钠注射液、复方氯化钠注射液、5%碳酸氢钠注射液等。

2．补充营养，供给热能，进行营养代谢支持。常用于各种大手术后、慢性消耗性疾病、昏迷、禁食等不能由口进食和胃肠道吸收功能障碍的病人。常用溶液有5%或10%葡萄糖注射液等。

3．输入药物，治疗疾病。在常用晶体溶液中加入各种药物，治疗多种疾病，或直接输入脱水剂以改善脑及组织水肿等。

4．增加循环血量，维持血压，改善微循环。常用于各种原因所致大出血、大面积烧伤等休克病人，常交替使用晶体溶液和胶体溶液。

（二）常用溶液及其作用

临床常用溶液有晶体溶液、胶体溶液和静脉高营养液（表16-5）。晶体溶液分子量小，能维持细胞内外水平衡；胶体溶液分子量大，能维持血管内外水平衡，提高血浆胶体渗透压，起到扩充血容量等作用。

表 16-5　常用溶液及其作用

溶液种类	溶液名称	举例	作用
晶体溶液	等渗电解质溶液	0.9%氯化钠注射液 复方氯化钠注射液 5%葡萄糖氯化钠注射液	补充水分、电解质
	葡萄糖溶液	5%葡萄糖注射液 10%葡萄糖注射液	供给水分、热能
	碱性溶液	5%碳酸氢钠注射液 11.2%乳酸钠注射液	纠正酸碱失衡
	高渗溶液	50%葡萄糖注射液 甘油果糖注射液 20%甘露醇注射液	脱水、利尿、消肿
胶体溶液	右旋糖酐	低分子右旋糖酐（右旋糖酐40葡萄糖注射液） 中分子右旋糖酐（右旋糖酐70葡萄糖注射液）	降低血液黏稠度，预防血栓形成，改善微循环 提高血浆胶体渗透压，扩充血容量，提高血压
	代血浆	羟乙基淀粉——706代血浆（国产万汶、进口6%HAES） 尿联明胶（血脉素） 琥珀酰明胶（血定安）	增加血浆胶体渗透压和循环血量，适用于急性大出血的病人
	浓缩白蛋白液	5%白蛋白、血浆蛋白	提高胶体渗透压，补充蛋白质和抗体，减轻组织水肿和增强机体免疫力
静脉高营养液		复方氨基酸注射液 中/长链脂肪乳注射液	供给热能，纠正负氮平衡，补充多种脂溶性维生素

（三）输液滴速和时间的计算

临床情境　杜先生，47岁，患"大叶性肺炎"，需输液1000ml，从上午8点半开始匀速输入，速度为每分钟50滴。请问：该病人的液体到几点钟输完？

1. 已知输入液体总量和滴速，计算输液所需时间（一般滴管1ml为15滴）。

输液时间（h）=〔液体总量（ml）×点滴系数15〕/〔滴速（gtt/min）×60（min）〕→简易计算公式：输液时间（h）=液体总量（ml）/〔滴速（gtt/min）×4〕

代入上述两个公式计算结果均为5，所以该病人所需输液时间为5小时，即下午1点半输完。

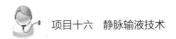
徐女士，45岁，患青光眼，眼内压较高。医嘱：20%甘露醇250ml iv. gtt St，要求30分钟内输完，护士应如何调节滴速？

2. 已知输入液体总量和输液所用时间，求滴速。

滴速（gtt/min）=〔液体总量（ml）×点滴系数15〕/〔输液时间（h）×60（min）〕→简易计算公式：滴速（gtt/min）=液体总量（ml）/〔输液时间（h）×4〕

代入上述两个公式计算结果均为125，所以该病人输液滴速至少每分钟125滴。

任务二　输液故障与输液反应

输液中难免会发生各种故障，护士必须及时、正确地处理。静脉输液并不是最安全、最必须的用药途径。由于药物直接进入静脉，故不但药物起效快，且不良反应既多又快，因此须严格掌握输液适应证，避免过度使用，以减少感染、急性肺水肿、空气栓塞等护理风险。

临床情境

在门诊输液室巡视的实习护士小钟发现前述腹泻病人小丽的液体不滴了。

针对液体不滴，小钟应该仔细观察哪些情况？她应怎样帮助小丽继续顺利输液？在输液过程中，可能还会发生哪些故障？如何处理？

一、常见输液故障及其排除法

在输液过程中，由于病人可能过度活动肢体等情况，发生溶液不滴等故障在所难免，护士应有效预防、及时发现、正确判断与处理。

（一）溶液不滴

护士首先应仔细检查输液管是否扭曲、折叠、受压等致管道不畅。若排除不畅，应考虑下列5种故障之一，及时正确处理（表16-6）。

表 16-6　溶液不滴的常见原因、表现和处理

溶液不滴的原因		判断依据	好发情境	正确处理
针尖斜面紧贴血管壁		局部无肿胀和疼痛，挤捏胶管无阻力、无疼痛、可无回血	静脉穿刺完成后在固定针翼时，按压太重导致针头翘起；输液过程中改变肢体位置	调整针头位置、斜面方向或适当变换输液肢体位置
针头滑出血管外（完全或部分）	针头滑至静脉上方　针头滑至静脉下方　针头部分滑出血管	局部肿胀并有疼痛；挤捏胶管疼痛更剧，有一定阻力，部分滑出者有回血	是静脉穿刺常见的失败原因；病人输液肢体活动过度	拔出针头另选静脉重新穿刺，渗出处酌情用50%硫酸镁湿敷
针头阻塞		局部无肿胀、疼痛，挤捏胶管有阻力、无回血	血液反流后未及时处理而凝血；穿刺过程中针头斜面"切下"的组织堵塞针头	更换针头和静脉重新穿刺
压力过低	压力过低	局部无肿胀、疼痛，挤捏胶管无阻力、有回血	输液中任何原因引起的输液瓶内液面与穿刺部位垂直距离太小	提高输液瓶位置或放低输液肢体的位置
静脉痉挛		局部无肿胀，沿静脉血流方向有痉挛性疼痛，挤捏胶管无阻力、可无回血	输液肢体暴露在寒冷环境中时间过长或输入液体温度过低（如冷藏血液复温不充分即输入）	热敷穿刺点近心端静脉以缓解静脉痉挛

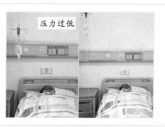

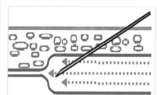

（二）其他输液故障

除了溶液不滴，输液时还可能会发生滴管内液面过低、过高和液面自行下降等异常情况（表16-7）。

表 16-7　其他输液故障的处理

输液故障		处理方法
滴管内液面过低	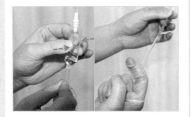	● 折叠滴管下段输液管，挤压滴管，迫使液体流入滴管至所需高度松手即可 ● 若液面已在滴管以下的输液管，可先关闭调节器，更换液体后，将液面以下的输液管紧紧缠绕在笔杆或手指上若干圈（必须将输液管压扁），直至将液面"挤"至滴管合适高度，松开输液管、打开调节器即可继续输液
滴管内液面过高	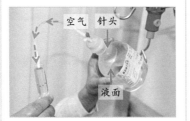	倾斜或倒转输液袋（瓶），使袋内针头露出液面，保持输液通畅，待溶液及空气慢慢流下至滴管露出液面后，将输液袋倒挂继续输液
滴管内液面自行下降	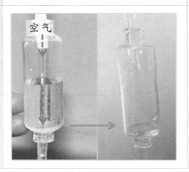	● 首先检查连接针插入输液瓶是否到达根部 ● 若已经插到位而液面继续下降，则考虑滴管上端输液管或滴管破裂导致漏气，需更换输液器

临床情境

　　前述车祸病人卜女士在急诊和手术室抢救后转入 ICU，意识转清晰、生命体征平稳，在继续输液治疗过程中出现畏寒、寒战，T 38.2℃，P 116次/分，脉搏细速，并伴有恶心、呕吐、头痛等症状。

　　卜女士可能发生了什么情况？为什么会发生？护士该如何预防和处理？

二、输液反应

（一）发热反应

1．原因和预防：输液发热反应的主要原因为输入致热源，包括溶液制剂不纯或保存不良，输液器具灭菌不严，护理操作中未严格遵守无菌原则等。因此，严格执行无菌技术、认真检查所用无菌器具和无菌药物的质量是护理操作中预防发热反应的主要措施。

2．护理措施

（1）密切观察体温等生命体征及其他伴随症状，酌情减慢或停止输液。

（2）反应较重者立即停止输液，保存余液和输液器、针头，以备进行微生物检测和药敏试验。需继续输液者，应更换液体、输液器、针头以及注射部位。

（3）对症处理，如寒战者保暖，高热者使用乙醇擦浴等物理降温措施。

（4）遵医嘱给予糖皮质激素、抗过敏药或抗生素等药物治疗。

临床情境

在ICU，生命体征已经平稳的卜女士在输液中突然发生呼吸困难、胸闷、气促、面色苍白、冷汗淋漓，咳嗽、咳大量白色甚至粉红色泡沫样痰，听诊双肺满布湿啰音，心率138次/分、节律不齐。

卜女士又发生了什么情况？可能原因有哪些？如何预防和处理？

（二）急性肺水肿（循环负荷过重、急性左心衰竭）

1．原因和预防：输液导致急性肺水肿的主要原因为输液速度过快，即短时间内输入过多液体，且输液总量过多，造成循环血量剧增，肺循环压力升高，肺泡毛细血管渗出增多并进入肺泡，在随着呼吸不断舒缩的肺泡及其表面活性物质的共同作用下产生大量泡沫，严重影响肺泡的气体交换。心肺功能不良者及老年病人更易发生肺水肿。因此，对上述病人必须严格控制输液速度和总量，以免增加心肺负担，加重病情，甚至危及生命。

2．处理要点（急救措施）

（1）立即停止输液，保留静脉通道以利抢救。安慰病人，同时通知医生紧急处理。

（2）即刻采取减轻心脏负荷的措施：①病情允许者立即取端坐位、双腿垂于床沿，以减少下肢静脉回流；②必要时进行四肢静脉轮扎，每5～10分钟放松一侧肢体的止血带，同样可有效减少静脉回心血量，结扎时避免过紧而阻断动脉血流；③若病人及家属同意，可酌情从静脉放血200ml左右以有效减轻心脏负担。

（3）尽快采取有效措施改善缺氧症状：①保持呼吸道通畅的前提下给予高流量氧气吸入（6~8L/min），提高肺泡内压力，减少肺泡毛细血管渗出，还能增加氧气弥散；②氧气吸入时湿化瓶内加入20%~30%的乙醇，可降低肺泡内泡沫的表面张力，促使泡沫迅速破裂消散（图16-3），有助于肺泡气体交换，缓解缺氧症状。但时间不能过久，以免导致乙醇中毒。

（4）遵医嘱给予强心剂、血管扩张剂、利尿剂、镇静剂（如吗啡）以及平喘药物。

（5）严密观察病情变化，如意识状态、生命体征、面色、尿量等；加强心理护理，安慰病人以解除其紧张情绪并积极配合治疗。

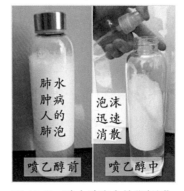

图16-3　肺水肿病人的"肺泡"

临床情境

病情稳定、已经转入外科病区的卜女士，连续使用静脉留置针输液4天后，置管血管上方出现了若干条红线，局部发红、发热、肿胀且有轻度疼痛。

卜女士又发生了什么情况？可能原因有哪些？该如何预防和处理？

（三）静脉炎

1. 原因和预防

（1）长期在同一部位输液，尤其是静脉留置针置管时间过长是静脉炎最常见的原因。因此，置管时间一般不应超过4天，强刺激性药物留置时间不超过3天；还应合理保护静脉，有计划地更换置管部位，从远心端至近心端穿刺。

（2）置管时无菌操作不严是导致静脉炎的医源性因素，除了操作中严格遵守无菌原则外，可采用穿刺前后及拔针前的"三消法"：①穿刺前顺向、逆向消毒皮肤各1次；②透明敷贴固定前追加消毒皮肤和针翼1次；③拔针前再常规消毒皮肤和穿刺点1次。

（3）静脉高营养液和化疗药物等渗透压高、刺激性强的药物若长期输注，应避免周围静脉输注。若无条件经中心静脉置管，则应尽量充分稀释后缓慢滴注，输注前后用生理盐水冲洗导管，多瓶输液时强刺激性药物勿安排在最后输入。

2．处理要点

（1）静脉留置针置管期间，应密切观察局部情况。每次输液前后，均应检查穿刺部位及静脉走向有无红肿、热感（图16-4），并在敷贴表面沿导管走向触摸，观察有无触痛等，必要时拔管。

（2）停止在病变侧肢体输液，抬高且避免活动患肢，严禁按摩患处。

（3）局部用50%硫酸镁溶液湿热敷或95%乙醇湿敷，每天2次。

（4）必要时遵医嘱予下列措施：超短波理疗，每天1次；如意金黄散兑清茶水局部外敷；抗生素治疗。

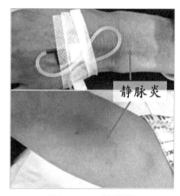

图16-4　静脉炎

临床情境

病情已经基本稳定的卜女士在某一天的正常输液中，突然铃声呼叫，护士快速到床前，病人极度惊恐地诉说："我胸闷、胸口痛！我好像快要死了！"护士发现她呼吸极度困难、口唇严重紫绀，听诊其心前区有响亮、持续的水泡声。

护士立即判断卜女士又发生了什么情况？应立即实施的抢救措施是什么？为什么？发生这种情况，护士可能存在哪些严重失误？怎样严格预防其发生？

（四）空气栓塞

1．原因（护士可能的失误）：输液管内空气未排尽；输液装置有裂隙或衔接不紧；未及时接瓶或换瓶后未排尽气体；加压输血、输液无专人守护。该病人可能为前3种情况之一。

上述原因使大量空气顺输液通路进入静脉形成气栓，并随血液循环进入右心室，堵塞其顶端的肺动脉入口（图16-5），使血液不能进入肺内进行气体交换，导致机体严重缺氧甚至很快死亡。

2．急救措施及其机制：护士应立即关闭输液调节器，置病人于左侧卧位，并使其头低足高（床尾垫高30cm并适

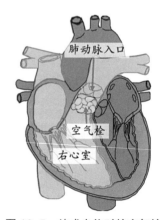

图16-5　站或坐位时的空气栓

当垫高臀部）。此卧位使肺动脉入口不再处于右心室顶端而位于其下方，空气向处于上方的右心室底漂移（图16-6），并随心脏搏动与血液混合成泡沫，分次小量进入肺动脉内，对病人的危害明显减轻。

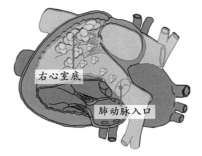

右心室底

肺动脉入口

图 16-6 左侧卧位、头低足高时的空气

3. 下一步救治措施

（1）给予高流量氧气吸入（10L/min），提高血氧浓度，能纠正严重缺氧。

（2）有条件者在影像技术支持下经中心静脉导管抽出空气。

（3）加强病情观察和心理护理，对症处理。

4. 预防措施：护士应杜绝输液时发生空气栓塞：静脉穿刺前或更换液体后须确保滴管下段输液管中无气泡；认真检查输液器质量及衔接是否紧密；加强巡视，及时更换液体或发现、排除输液故障（如液面自行下降）；加压输血、输液须专人守护。另外，拔除管径较粗且接近胸腔的深静脉导管时，必须封闭穿刺点。

任务三 输液相关知识

在输液过程中，护士仅仅懂得如何操作是远远不够的，还要学会使用微量注射泵、避免微粒污染、预防锐器伤及化疗药物对自身的损害等。

一、微量注射泵和输液泵的使用

微量注射泵（图16-7）和输液泵（图16-8）均为电子输液控制装置，能将药液微量、精确、恒定地输入体内，最低速率各型不一，常用于需严格控制输液量和速度并匀速输液的情况，以及使用升压药、抗心律失常药、婴幼儿静脉输液、静脉麻醉等。临床各科广泛使用微量注射泵（微泵），护士应正确连接加长针头、稳妥固定注射器，严格按照医嘱调节注射速度（若注射过程中仪器断电，须重新调节速度），随时观察病情变化。

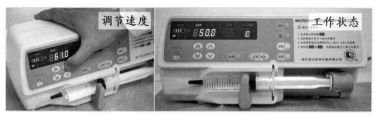

图 16-7　微量注射泵

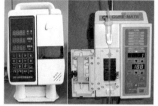

图 16-8　不同型号输液泵

二、输液微粒污染及其预防

（一）概念

1．输液微粒：是输入液体中的非代谢性颗粒杂质，直径一般为1～15μm，少数可达50～300μm。

2．输液微粒污染：是指在输液过程中，将输液微粒带入身体，对人体造成严重危害的过程。

（二）输液微粒的危害

引起输液反应；直接堵塞血管；进入各个重要脏器的毛细血管，形成肉芽肿等（最常见肺部肉芽肿）；引起血小板减少症和过敏反应，甚至癌变等。最容易受损的器官是肺、脑、肾等。

（三）预防措施

1．采用密闭式一次性用物：输液器、输血器、注射器等符合质量要求，输液器有过滤器。连续输液者每24小时更换输液器。

2．净化操作室空气：安装空气净化装置，定期消毒和监测。有条件者采用静脉药物配置中心配药，尤其是化疗药物。

3．仔细检查输入药物的有效期、质量等。

4．严格执行无菌技术操作：规范抽吸药液，割锯安瓿后必须消毒安瓿颈部，安瓿锯痕不超过颈段的1/4周；切忌用任何硬物直接敲开安瓿；使用锥形侧孔针头加药并尽量选用较细针头，还应减少穿刺瓶塞次数。

5．输入药液现用现配：避免配制后久置，防止污染。

三、锐器伤和化疗药物损害的职业防护

在护理职业损伤中，与输液有关的有锐器伤和化疗药物造成的损害。造成医务人员锐器伤的利器有针头、刀片、安瓿、缝针等，最常见的是针头刺伤，其主要危害是感染通过血液传播的乙型肝炎、艾滋病等疾病。化疗药物一般指治疗恶性肿瘤的化学药物，医务人员若经常通过呼吸道、皮肤黏膜、消化道等途径接触化疗药物，可造成骨髓抑制、致癌、致畸、脏器损害等潜在危险。因此，护士在工作中需掌握护理职业损伤的防护措施（表16-8），确保自身安全。

表 16-8　锐器伤和化疗药物损害的职业防护

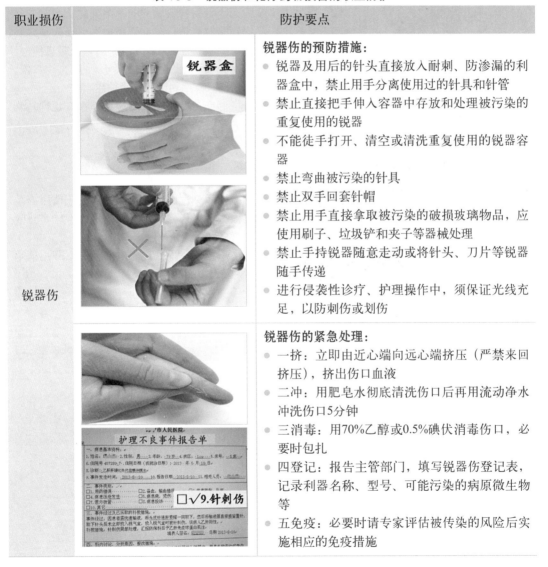

职业损伤	防护要点
锐器伤	**锐器伤的预防措施：** ● 锐器及用后的针头直接放入耐刺、防渗漏的利器盒中，禁止用手分离使用过的针具和针管 ● 禁止直接把手伸入容器中存放和处理被污染的重复使用的锐器 ● 不能徒手打开、清空或清洗重复使用的锐器容器 ● 禁止弯曲被污染的针具 ● 禁止双手回套针帽 ● 禁止用手直接拿取被污染的破损玻璃物品，应使用刷子、垃圾铲和夹子等器械处理 ● 禁止手持锐器随意走动或将针头、刀片等锐器随手传递 ● 进行侵袭性诊疗、护理操作中，须保证光线充足，以防刺伤或划伤 **锐器伤的紧急处理：** ● 一挤：立即由近心端向远心端挤压（严禁来回挤压），挤出伤口血液 ● 二冲：用肥皂水彻底清洗伤口后再用流动净水冲洗伤口5分钟 ● 三消毒：用70%乙醇或0.5%碘伏消毒伤口，必要时包扎 ● 四登记：报告主管部门，填写锐器伤登记表，记录利器名称、型号、可能污染的病原微生物等 ● 五免疫：必要时请专家评估被传染的风险后实施相应的免疫措施

续表

职业损伤	防护要点
抗肿瘤 药物损害	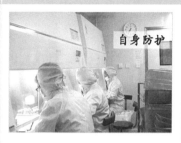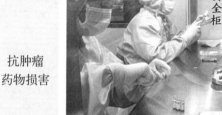**抗肿瘤药物的防护措施：** ● 配置抗肿瘤药物的区域应为相对独立的空间，宜在Ⅱ级或Ⅲ级垂直层流生物安全柜内配置 ● 使用抗肿瘤药物的环境中可配备溢出包，内含防水隔离衣、一次性口罩、乳胶手套、面罩、护目镜、鞋套、吸水垫及垃圾袋等 ● 配药时操作者应戴双层手套（内层为PVC手套，外层为乳胶手套）、一次性口罩；宜穿防水、无絮状物材料制成的、前部完全封闭的隔离衣；可佩戴护目镜；配药操作台面应垫以防渗透吸水垫，污染或操作结束时应及时更换 ● 给药时，操作者宜戴双层手套和一次性口罩；静脉给药时宜采用全密闭式输注系统 ● 所有抗肿瘤药物污染物品应丢弃在有毒性药物标识的容器中
	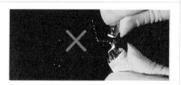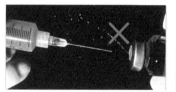**抗肿瘤药物外溢的紧急处理：** ● 立即标明污染范围，粉剂药物外溢应使用湿纱布垫擦拭，水剂药物外溅应使用吸水纱布垫吸附，污染表面应使用清水清洗 ● 如药液不慎溅在皮肤或眼睛内，应立即用清水反复冲洗 ● 记录外溢药物名称、时间、溢出量、处理过程以及受污染的人员

（杨慧兰）

护考"120"

一、A₁型题（请从5个选项中选出1个最佳选项）

1. 不属于静脉炎防治措施的是（　　）

A．严格无菌操作以避免感染　　B．刺激性较强的药物应充分稀释后使用

C．提高护士的静脉穿刺技术　　D．有计划地使用静脉，置管时间不应过长

E．抬高患肢，局部用如意金黄散外敷

2. 下列输液病人中输液速度可加快的是（　　　）

　　A．风湿性心脏病病人　　　　　　B．补钾病人　　　　　　　C．婴幼儿

　　D．老年性慢性支气管炎病人　　　E．急性胃肠炎，严重脱水病人

3. 关于一次性静脉输液钢针输液，错误的说法是（　　　）

　　A．输液时间预计在4小时内者，首选一次性静脉输液钢针

　　B．选择粗直、弹性好、易于固定的周围静脉，并避开关节与静脉瓣

　　C．在穿刺点上方6cm左右处扎止血带，末端向上

　　D．输液结束，关闭调节器后直接拔针，可避免针头滴血

　　E．拔针后应纵向按压穿刺静脉，确保针头进皮肤点和进静脉点均被压迫止血

4. 静脉输液发生空气栓塞时病人取头低足高左侧卧位，是为了避免气栓堵塞在（　　　）

　　A．主动脉入口　　　　　　　　B．肺动脉入口　　　　　　　C．肺静脉入口

　　D．上腔静脉入口　　　　　　　E．下腔静脉入口

5. 关于锐器伤，不妥的说法是（　　　）

　　A．造成锐器伤的最常见利器是针头、安瓿等，主要危害是感染通过血液传播的疾病

　　B．用后的针头等利器必须直接放入耐刺、防渗漏的利器盒中，避免直接用手接触

　　C．预防锐器伤的措施是在生物安全柜内加药，并穿戴防护衣帽、手套、面罩等

　　D．一旦发生锐器伤，应立即由近心端向远心端挤出伤口血液

　　E．锐器伤的紧急处理程序为"一挤、二冲、三消毒、四登记、五免疫"

6. 为了改善休克病人的微循环，应选用的溶液是（　　　）

　　A．低分子右旋糖酐注射液　　　B．0.9%氯化钠注射液　　　C．中分子右旋糖酐注射液

　　D．10%葡萄糖注射液　　　　　E．羟乙基淀粉（706代血浆）

7. 经过专业培训取得相应资格证书的护士可以实施的置管技术是（　　　）

　　A．颈内静脉穿刺置管　　　　B．锁骨下静脉穿刺置管　　C．股静脉穿刺置管

　　D．经外周静脉置入中心静脉导管（PICC）　　　　　　E．输液港

8. 关于静脉置管的护理，错误的说法是（　　　）

　　A．周围静脉置管时间为72～96小时，每天输液结束后需脉冲冲管、正压封管

　　B．PICC置管时间可长达一年，广泛用于长期静脉营养和化疗等病人

　　C．PORT可将输液管长期埋植于病人皮下，仅需消毒皮肤后刺入不成芯针即可输液

　　D．置有任何输液管的肢体均须避免提重物、浸湿置管处及意外拔管等

　　E．置入静脉的导管堵塞后均可用抽有抗凝剂的注射器用力冲通

9. 下列哪项是静脉输液的目的（　　　）

　　A．补充白蛋白　　　　　　　　B．增加尿量　　　　　　　C．补充凝血因子

　　D．增加血红蛋白　　　　　　　E．输入药物，治疗疾病

10. 抢救急性肺水肿病人加压吸氧时，湿化瓶内的酒精浓度是（　　）

    A. 10%～20%　　　　　B. 20%～30%　　　　　C. 30%～50%

    D. 50%～70%　　　　　E. 70%～90%

11. 输液引起肺水肿的典型症状是（　　）

    A. 发绀、胸闷　　　　　B. 心悸、烦躁不安　　　C. 气促、呼吸困难

    D. 面色苍白、血压下降　E. 咳嗽、咳粉红色泡沫样痰

12. 关于颈外静脉穿刺点，下述正确的是（　　）

    A. 胸锁乳突肌的锁骨头外侧缘与锁骨上缘所形成夹角的平分线之顶端为穿刺点

    B. 在颈动脉三角处触及颈动脉搏动点，旁开0.5～1.0cm，针尖指向同侧乳头进针

    C. 在下颌角和锁骨上缘中点连线的上1/3处，颈外静脉外侧缘向心方向进针

    D. 在髂前上棘和耻骨结节连线中点触及股动脉搏动，在其内侧0.5cm处垂直刺入

    E. 经上肢的贵要静脉等外周静脉穿刺置管，导管尖端位于上腔静脉下1/3处

13. 茂菲滴管内液面自行下降时应考虑是（　　）

    A. 病人肢体位置不当　　　B. 输液胶管太粗，滴速过快

    C. 针头处漏水　　　　　　D. 输液液面受到的压力过大

    E. 茂菲滴管及其上段输液管有裂隙

14. 输液时如何处理因针头紧贴血管壁导致的溶液不滴（　　）

    A. 减慢滴注速度　　　　B. 热敷注射点上方肢体　C. 降低输液瓶位置

    D. 适当变换针头角度或肢体位置　　　　　　　　　E. 挤压输液管

15. 输液时与认真检查液体质量无关的一项是（　　）

    A. 检查地点光线充足　　B. 容器无裂缝或破损　　C. 容器口无松动

    D. 输液器包装完好　　　E. 药液无沉淀、无浑浊、无变色

16. 下列关于输液微粒污染的描述，不正确的是（　　）

    A. 输入微粒一般肉眼可观察到

    B. 较大的微粒直径可达50～300μm

    C. 输液微粒可来源于输液器、溶液、瓶塞及切割安瓿等

    D. 输液微粒可引起血管栓塞、肺部肉芽肿等不良后果

    E. 严格无菌操作，切割安瓿后消毒等是预防输液微粒污染的重要措施

17. 输液发热反应的原因不包括（　　）

    A. 液体灭菌不彻底　　　B. 环境不洁　　　　　　C. 无菌操作不严格

    D. 药物刺激性强　　　　E. 输液器或药品质量不合格

18. 预防空气栓塞的措施不包括（　　）

    A. 溶液滴尽前应及时拔针　B. 加压输液时应有护士在旁边守候

    C. 控制输液总量与速度　　D. 茂菲滴管下段输液管的空气必须排尽

E．输液中要及时更换输液瓶

19．婴幼儿头皮静脉输液时，错误的操作是（　　）

    A．至少需两人参与，操作者站在患儿头侧

    B．用碘酊、乙醇常规消毒皮肤

    C．左手拇指、食指固定静脉

    D．选择蓝色、不易滑动、易被压扁的头皮静脉

    E．右手持针沿静脉向心方向平行刺入

二、A₂型题（请从5个选项中选出1个最佳选项）

20．许女士输液时感到胸部不适，随即发生呼吸困难、严重紫绀、心前区听诊可听到响亮而持续的"水泡声"。此时最有效的抢救措施是（　　）

    A．高流量吸氧

    B．乙醇湿化低流量吸氧

    C．置病人于头低足高的左侧卧位

    D．中心静脉置管抽出心脏内的空气栓

    E．停止输液，通知医生

21．张先生，34岁，中毒性肺炎、休克，医嘱：5%葡萄糖400ml加多巴胺20mg静脉滴注，每分钟20滴。该瓶液体需要输注多长时间（　　）

    A．2小时　　　　　　　B．4小时　　　　　　　C．5小时

    D．6小时　　　　　　　E．8小时

22．柯先生，因开车时违规超车发生车祸，导致颅脑损伤，诊断为"硬脑膜外血肿"。住院几天后，多次输注甘露醇的左上肢静脉留置针上方出现条索状红线，局部伴有肿胀、发热、疼痛等。错误的处理是（　　）

    A．酌情应用抗生素　　　　B．抬高患肢　　　　　　C．超短波理疗

    D．增加患肢活动　　　　　E．95%乙醇或50%硫酸镁湿热敷

23．邹先生，因急性胃肠炎输液治疗。护士巡视病房，发现病人溶液不滴，挤压时感觉输液管有阻力、局部无肿胀，松手时无回血。护士正确的判断和处理是（　　）

    A．针头堵塞—更换针头和部位重新穿刺

    B．输液压力过低—提高输液袋

    C．静脉痉挛—热敷输液上方肢体

    D．针头斜面紧贴血管壁—调整针头位置

    E．针头滑出血管外—更换针头和部位重新穿刺

24．白先生，40岁，因脑动脉瘤入院，行显微开颅夹闭术。术后病人神志不清，据医嘱给予甘露醇125ml静脉滴注，要求15分钟内滴完，护士应调滴速为（　　）

A. 125滴/分   B. 135滴/分   C. 145滴/分

D. 155滴/分   E. 165滴/分

25. 楚先生，因糖尿病合并慢性肾功能不全住院治疗。因需输液多日，护士给予外周静脉留置针输液。有关留置针输液的叙述，错误的是（   ）

     A. 能下床活动的病人，不能在下肢穿刺并留置外套管

     B. 输液时间超过4小时者，首选外周静脉留置针输液

     C. 首选手背与足背静脉网留置外套管

     D. 封管期间避免置管肢体提重物、长时间下垂等，以免造成导管堵塞

     E. 静脉留置针输液者应严防静脉炎、导管堵塞、渗出与组织坏死和导管脱出等

26. 刘女士，因腹泻脱水，经输液后脱水纠正，今晨腹胀，肠鸣音减弱，膝反射消失，查血钾3.0mmol/L。按医嘱输入氯化钾0.75g，其最高浓度和最少液体量为（   ）

     A. 0.015%—100ml   B. 0.03%—200ml   C. 1%—500ml

     D. 0.15%—750ml   E. 0.3%—250ml

三、A$_3$/A$_4$型题（请从5个选项中选出1个最佳选项）

（27～30题共用题干）张某，女，70岁，因支气管哮喘急性发作入院治疗，经静脉输入、雾化吸入等药物治疗2天后病情缓解。某天输液1小时后，病人突然面色苍白、呼吸困难、气促、咳嗽加重、咳血性泡沫样痰。

27. 考虑病人可能发生了（   ）

     A. 哮喘再次发作   B. 对药物过敏   C. 输液浓度过高

     D. 空气栓塞   E. 急性肺水肿（循环负荷过重）

28. 应立即给病人安置的体位是（   ）

     A. 平卧位   B. 头低足高的左侧卧位   C. 头高足低位

     D. 端坐位，下肢垂于床沿   E. 休克卧位

29. 下述紧急处理措施中，不妥的是（   ）

     A. 立即停止输液   B. 给予20%～30%乙醇湿化的氧气吸入

     C. 给予血管收缩剂   D. 可用镇静剂吗啡等

     E. 必要时四肢轮扎

30. 吸氧时湿化液的作用是（   ）

     A. 增加呼吸膜面积   B. 提高肺泡内氧分压

     C. 降低肺泡的表面张力   D. 降低肺泡内泡沫的表面张力，促进其消散

     E. 减小呼吸膜厚度，加快氧气弥散入血

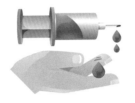

项目十七
静脉输血技术

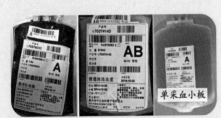

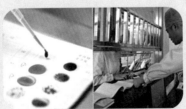

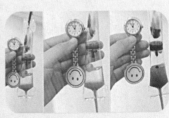

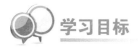 **学习目标**

◎ 掌握输血前准备工作、间接输血法、溶血反应；

◎ 熟悉静脉输血的目的、血液制品的种类及其作用、自身输血法、其他输血反应（发热反应、过敏反应、大量输血所致的输血反应等）；

◎ 了解直接输血法。

 学习任务

◎ 认识各种血液制品及其适用范围、保存方法；

◎ 采用适宜的输血方法，为需要输注不同血液的病人安全、正确地输血，同时正确地预防、观察并处理各种输血反应。

任务一　认识输血

　　血液由血细胞和血浆组成。缺乏某些血液成分的病人可以通过输注相应的血液制品治疗其疾病，目前临床常用成分输血以充分利用无偿献血者捐献的血液，还可减少受血者的不良反应。

临床情境

　　实习护士小钟来到血库实习一周。第一天进入血库，带教老师带着小钟熟悉血库工作环境和工作流程，看着储血室一个个冰箱外大大的标签"A、B、O、AB"，小钟若有所思；看着采血室内从无偿献血者血管内汩汩流出的鲜血，小钟被深深地震撼了！

　　临床常用血液制品有哪些？分别有什么作用？最常用哪些血液制品？

一、静脉输血概述

静脉输血是将各种血液成分或全血通过静脉输入人体的方法。血液由血浆和悬浮其中的血细胞(包括红细胞、白细胞、血小板)组成。取一定量的血液与抗凝剂混匀,静置后分为3层(图17-1),上层为浅黄色半透明的血浆,含有水分、纤维蛋白原、白蛋白、球蛋白、抗体、补体、无机盐等;下层是深红色不透明的红细胞;上下层交界处是一薄层白色不透明的血小板与白细胞(包括中性粒细胞、嗜酸性粒细胞、嗜碱性粒细胞、单核细胞及淋巴细胞)。不同的血液成分用于不同的病人,分别可以起到补充血红蛋白、血小板、凝血因子、血容量等作用。

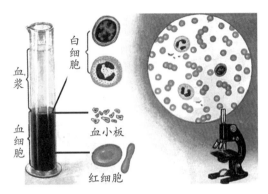

图 17-1　血液的主要成分

二、血液制品的种类及其作用

(一)成分血

将供者血液的不同成分用科学方法分开,依据病人病情的实际需要,分别输入有关血液成分,称为成分输血。这种一血多用的做法不仅节约血液资源,且针对性强、疗效好、副作用小、便于保存和运输。因此,目前临床成分血几乎已经完全取代了全血。常用成分血及其临床应用见表17-1。

表 17-1　常用成分血及其临床应用

品名		作用及适应证	制备方法及规格	保存期	备注
红细胞	悬浮红细胞(CRCs)	用于各种急性失血、慢性贫血等病人的输血,以增强运氧能力	● 400ml或200ml全血离心后去除血浆,加入适量红细胞添加剂后制成 ● 规格:由400ml或200ml全血制备	4℃±2℃,21～35天	交叉配血试验
	洗涤红细胞(WRC)	用于对血浆蛋白过敏的贫血病人及自身免疫性溶血性贫血病人等	● 400ml或200ml全血经离心去除血浆和白细胞,用无菌生理盐水洗涤3～4次,最后加150ml生理盐水悬浮 ● 规格:由400ml或200ml全血制备	4℃±2℃,24小时	主侧配血试验

续表

	品名	作用及适应证	制备方法及规格	保存期	备注
红细胞	少白细胞红细胞（LPRC）	用于输血产生白细胞抗体者或防止产生白细胞抗体的输血（如器官移植病人）	• 过滤法：白细胞去除率96.3%～99.6%，红细胞回收率＞90%；另有手工洗涤法和机器洗涤法 免疫缺陷或抑制病人输血可用辐照红细胞（灭活具有免疫活性的淋巴细胞），防止输血相关性移植物抗宿主病	4℃±2℃，24小时	交叉配血试验ABO血型相同
	冰冻红细胞（FTRC）	多用于稀有血型病人输血、新生儿溶血病换血及自身血长期保存	去除血浆的红细胞加甘油保护剂，在−80℃保存，保存期10年；解冻后洗涤去甘油，加入100ml无菌生理盐水或原血浆，去除了几乎全部白细胞和血浆 • 规格：每袋200ml	解冻后4℃±2℃，24小时	加原血浆交叉配血，加生理盐水主侧配血
血小板	单采血小板（PC-2）	用于血小板减少或功能障碍所致出血病人的止血，快速输注，一次足量	用细胞分离机单采技术，从单个供血者循环血液中采集，每袋内含血小板$\geq 2.5 \times 10^{11}$，红细胞含量＜0.4ml • 规格：每袋150～250ml	22℃±2℃，24小时（普通袋）或5天（专用袋制备）	
血浆	新鲜冰冻血浆（FFP）	用于补充全部凝血因子（包括不稳定的凝血因子Ⅴ、Ⅷ），大面积烧伤、创伤病人扩充血容量	含有全部凝血因子。自采血后6～8小时内速冻成块 • 规格：每袋200ml、100ml、50ml、25ml	−20℃以下1年，37℃摆动水浴融化	与受血者ABO血型相同，不需交叉配血
	普通冰冻血浆（FP）	用于补充稳定的凝血因子；大出血或血浆大量丢失者补充血浆蛋白	FFP保存1年后为普通冰冻血浆 • 规格：每袋200ml、100ml、50ml、25ml	−20℃以下4年	
	冷沉淀凝血因子（Cryo）	用于甲型血友病、血管性血友病、纤维蛋白原缺乏症	每袋由200ml血浆制成。含有：Ⅷ因子80～100单位、纤维蛋白原约250mg、血浆20ml • 规格：每袋20ml	−20℃以下1年	

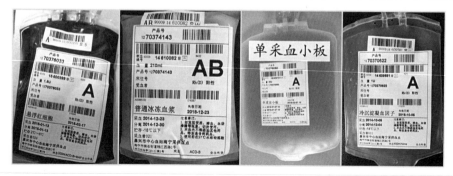

（二）全血

1．新鲜血：是在4℃冰箱内保存≤7天的血液，保留了血液中多数成分。某些血液病病人需补充各种凝血因子、血小板和血细胞，须输入保存1天内的新鲜血。

2．库存血：是在4℃冰箱内保存2～3周的全血。虽含有血液的各种成分，但以血浆蛋白和红细胞为主，因凝血因子、白细胞、血小板等成分大量破坏失活，且释放大量钾离子和氢离子入血浆，故大量输注库存血应警惕高血钾和酸中毒。由于库存血的诸多弊端，近年来临床连曾经的适应证（急性失血或持续活动性出血致低血容量休克及缺氧症状者、内科严重贫血病人）都已极少使用，救治大量失血病人目前主张使用"人工合成的全血"（红细胞、血浆、血小板等有效成分按一定比例搭配使用）。

任务二　输血前准备与各种静脉输血法

国家卫生和计划生育委员会（原国家卫生部）根据《中华人民共和国献血法》，于2000年制定了《临床输血技术规范》，2012年制定了《医疗机构临床用血管理办法》，旨在加强医疗机构临床用血管理，推进科学合理用血，保护血液资源，保障临床用血安全和医疗护理质量。

临床情境

舒先生，46岁，有肝硬化病史5年。今日进食春笋后恶心、呕出暗红色血液850ml，即刻送来医院就诊，急诊以"上消化道大量出血、低血容量休克"收住院。医嘱：血型鉴定、交叉配血试验、悬浮红细胞1.5U静脉输入。

护士输血前应如何准备？输血过程中应严格执行哪些规范，密切观察哪些情况，严防发生哪些输血反应？

医护人员必须依据相关法律与规范的要求正确实施临床用血，从严把握输血适应证、采用合适的输血方法并严格遵守输血技术规范，确保安全输血，其中输血前做好充分的准备工作是其关键措施之一。临床最常用的输血方法是间接输血法；近年来提倡只要符合适应证，宜多采用自身输血法，而直接输血法临床使用最少。

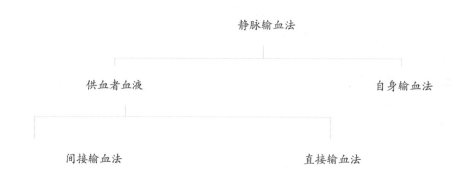

一、输血前的准备工作

每次输血前，医护人员都需要严格遵循操作规程，做好采血、验血、取血等一系列准备工作（表17-2），确保把优质的血液输给最需要的病人，取得最佳疗效，避免或减少输血不良反应。

表 17-2　输血前准备

准备程序	主要内容
知情同意	医生根据病人的病情确定需要输血治疗，首先向病人或其家属说明输血的重要性及其利弊，征得同意，在《输血治疗同意书》上签字并存入病历
申请输血	医生逐项填写《临床输血申请单》并核准签字，连同受血者血样于预定输血日期前送交输血科备血

续表

准备程序		主要内容
正确采血		● 确定输血后，两名医护人员持输血申请单和贴好标签的试管到病人床旁 ● 询问病人输血史、既往有无输血不良反应；使用两种以上方法确认病人身份：姓名、性别、年龄、病案号、病室／门急诊、床号、血型和诊断 ● 采集血样后再次核对，在试管标签上双签名 ● 禁止同时采集两位病人的血标本，即一次一人一管，以免混淆；严禁从静脉输液通路中采集血标本
及时送血		由医护人员或专门人员将受血者血样与输血申请单送交输血科（血库），双方进行逐项核对
严格验血		● 除血浆和机采血小板ABO血型同型输注外，输注其他一切血制品时均需将输血前3天内的受血者血标本与供血者血液进行交叉配血试验 ● 常规检查病人的Rh（D）血型
检查取血		● 病区护士携带病历和"病人专用领血单"、"血型鉴定报告单"去血库取血，与血库人员共同做好"三查十对"。"三查"即查采血日期和血液有效期、保存血的外观质量、输血器质量；"十对"即核对受血者的门急诊/病室、床号、姓名、性别、住院（病案）号、血袋号及献血者条形码编号、供血者和献血者的血型（包括Rh因子）、交叉配血试验结果、血液成分和血量 ● 核对准确无误，双方共同在配血报告单上签字（一式两份）后发放血液
拒收血液	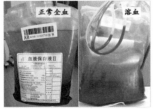	凡血液出现下列情形之一的，拒绝接收：标签破损、字迹不清；血袋有破损、漏血；血液中有明显的凝块；血浆呈乳糜状或暗灰色；血浆中有明显气泡、絮状物或粗大颗粒；未摇动时血浆层与红细胞的界面不清或交界面上出现溶血；红细胞层呈紫红色；过期或其他须查证的情况

续表

准备程序	主要内容
妥善保存	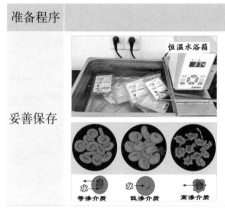取回的血应尽快输用，不得自行贮血；且血液取回后应严格做到"三不"，以避免血液溶解、凝集和变质 ● 不振荡：不能剧烈振荡血液，以免红细胞破裂 ● 不加温：库存血可在室温下放置15~20分钟后（30分钟内）输入，快速输血者血液可在37℃恒温水浴箱中复温，1个单位的血液取出后应在4小时内输完 ● 不加药：尤其不能加入钙剂、酸性或碱性药物、高渗或低渗药物等

二、各种静脉输血法

（一）间接输血法

间接输血法是将供血者血液按静脉输液法输给病人的方法。需以茂菲滴管内有滤网的输血器代替密闭式静脉输液的输液器。间接输血法操作简便、相对安全，是目前临床最常用的输血方法，操作流程和要点见表17-3。

表 17-3 间接输血法

操作流程	操作要点
建立静脉通道	● 严格按照密闭式静脉输液的操作要求，将输血器插入生理盐水瓶内，以静脉输液的方法建立静脉通道 ● 将输血医嘱转抄到输液单上并核对 ● 必要时遵医嘱予输血前用药
三查十对	● （治疗室内）一人持病历和输血单，另一人持血袋，一人逐项诵读，另一人复诵"三查十对"的内容 ● 核对一遍后互换再核对一遍，准确无误后方可输血
床旁核查	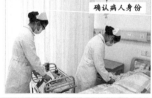● 两人推治疗车携带病历、输血单、输血用具和血制品（一次一人一份）至病人床边 ● 至少两种方法（床头卡、与病人双向核对、腕带、PDA等）确认病人身份 ● 再次两人"三查十对"，确认静脉通道通畅

续表

操作流程	操作要点
连接血袋	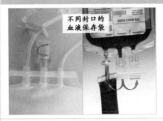 <ul><li>打开封口，常规消毒横断面及其外围管壁（密封条封口免消毒，拉开即可）</li><li>摇匀血液</li><li>将输血器连接针头从输液瓶上拔下，以180°插入血袋，缓慢将血袋倒挂于输液天轨</li><li>再次核对病人信息和血液，输血单上双签名</li></ul>
调速观察	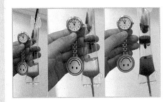 <ul><li>初调滴速，开始时输血速度≤20滴/分，观察15分钟若无不良反应，根据病情调节滴速（成人一般40～60滴/分，儿童、老人酌减，一般15～20滴/分，大量失血病人酌情加快，心肺疾病病人略慢），再次记录输血速度</li><li>输血中加强巡视，观察全身及局部的表现，若发生严重输血反应须立即处理并保留余血备查</li></ul>
续输冲管	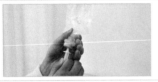 若输入两袋以上血液，两袋血之间必须输入少量生理盐水，超过4小时者需更换输血器
输血后续	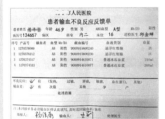 <ul><li>输血结束后，继续滴入生理盐水把输血器内血液全部输完</li><li>血袋收回放置在指定的医疗垃圾袋中低温保存24小时，输血科回收处理</li><li>洗手；在输血单上记录输血起止时间等项目后双签名，粘贴在病历中</li><li>必要时填写输血反应回报（反馈）单</li></ul>

（二）直接输血法

直接输血法是将供血者的血液抽出后立即输给病人的方法。因疾病筛查时间不充分，传播疾病风险较大，故我国法律严格限制医疗单位自行采血，仅限于病人迫切需要输血而短时间内无法取得库血的紧急情况，如离血库较远的偏远地区的病人需输血等。输血前需备50ml以上容量的注射器若干副（抽有3.8%枸橼酸钠等渗盐水5ml）等用物；供血者和受血者卧于相邻病床；操作者认真查对受、供者身份与血型、交叉配血结果等信息；三人协作，一人采血，一人传递，一人将血液输入受血者体内。采血护士将血压计袖带缠于供血者上臂并充气，选择合适的静脉，戴一次性手套，常规消毒皮肤，抽取血液递给传递护士；传递护士将血液摇匀并排气后转给输血护士；输血护士按静脉注射法缓慢、匀速输给受血者。连续采血、输血时，采血护士不需拔出针头，但要放松袖带，并压迫针尖部位皮肤，以减少出血。

> 童先生，43岁，因发生车祸，脾破裂致出血不止，术前准备时发现病人的血型是Rh阴性A型，医院输血科无此血型。医生立即采用自身血液回收技术：手术同时将病人腹腔内积血快速回收处理并回输病人体内，20分钟后病人的血压逐渐上升，经过两个半小时的全力抢救，病人血压恢复到了正常水平，医生用病人自身的血液成功地挽救了病人的生命。
>
> 什么是自身输血法？有哪些优点？临床常用哪几种自身输血形式？

（三）自身输血法

自身输血是指采集病人自己的血液或血液成分，在其本人手术或紧急情况下再回输给本人的一种输血方法。自身输血的优点有：①减少血源不足时的血液需求，解决罕见血型病人的血源；②加速病人自身红细胞的生成，节约血源和资金；③避免输血反应的发生，消除疾病传播的危险；降低外源性抗原抗体发生免疫反应的危险。自身输血有3种不同的形式，临床根据病人情况酌情选用（表17-4）。

表 17-4　自身输血形式

输血形式	输血方法
贮存式自身输血 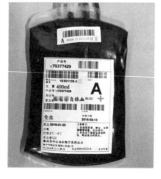	<ul><li>术前一定时间采集病人自身的血液保存，在手术期间回输。只要病人身体一般情况好，血红蛋白＞110g/L或血细胞比容＞0.33，行择期手术，病人签字同意，都适合贮存式自身输血</li><li>血红蛋白＜100g/L的病人及有细菌性感染的病人不能采集自身血；对冠心病、严重主动脉瓣狭窄等心脑血管疾病及重症病人慎用</li><li>按相应的血液储存条件，手术前3天完成采集血液；每次采血不超过500ml（或自身血容量的10%），两次采血间隔不少于3天；在采血前后可给病人铁剂、维生素C及叶酸等治疗</li></ul>
急性等容血液稀释（ANH）	<ul><li>于麻醉后、手术主要出血步骤开始前，抽取病人一定量自身血备用，同时适度稀释体内血液，减少出血时血液有形成分丢失，然后将自身血回输</li><li>适应证：病人身体一般情况好，血红蛋白≥110g/L（血细胞比容≥0.33），估计术中有大量失血；手术中需降低血液黏稠度，改善微循环灌注</li><li>禁忌证：血红蛋白＜100g/L、凝血功能障碍、低蛋白血症、静脉输液通路不畅及不具备监护条件</li><li>血液稀释程度，一般使血细胞比容不低于0.25；术中必须密切监测血压、脉搏、血氧饱和度、尿量、血细胞比容等变化，必要时监测静脉压</li></ul>

续表

输血形式	输血方法
回收式自身输血	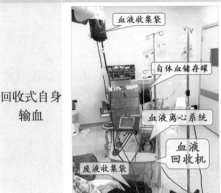 ● 用血液回收机将病人体腔积血、手术失血及术后引流血液进行回收、抗凝、过滤、洗涤、离心等处理，再回输给病人 ● 回收血禁忌证：血液流出血管外超过6小时；怀疑流出的血液被细菌、粪便、羊水或毒液污染；怀疑流出的血液含有癌细胞；流出的血液严重溶血

任务三　常见静脉输血反应

安全输血需要专业人员从血液制品的采集、分离、保存、检验、输注等各方面严格遵守操作规范、严把质量关，因为稍有不慎就可能引起溶血反应、发热反应、过敏反应等输血反应。因此，护士必须掌握各种输血反应的原因及预防、症状和处理。

临床情境

上述病例舒先生，在输血开始8分钟后，向护士反应："我头胀痛，两只手指发麻。"

护士应高度警惕病人发生了什么情况？立即采取哪些紧急抢救措施？同时重点观察哪几类症状？输血的护士最可能存在的重大失误是什么？如何预防此类护理不良事件再次发生？

一、溶血反应

溶血反应是最严重的输血反应，护士必须严格遵守输血操作规程，杜绝发生此情况（表17-5）。

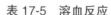

表 17-5　溶血反应

溶血反应	护理要点
发生原因	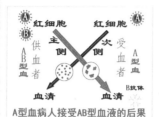 A型血病人接受AB型血液的后果	**输入异型血，ABO或Rh血型不合：** ● 由于护士责任心不强，查对不严，造成输入异型血（ABO血型）而发生血管内溶血，可致受血者死亡 ● Rh阴性病人首次输入Rh阳性血液后，体内产生抗Rh抗体，但不发生溶血反应。当第二次接受Rh阳性血液后可发生变态反应而致血管外溶血，症状轻 **输入变质血：** 各种原因致血液输入前已溶血或变质，如保存温度不当、贮存过久，被细菌污染，剧烈振荡，血液中加入酸、碱性药物或高、低渗药物等
预防要点	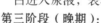	● 认真做好血型鉴定和交叉配血试验 ● 严格遵守操作规程，采血时、取血时、输血前、输血中、输血后严格执行查对制度，两人做好"三查十对"工作 ● 对取出的血液做到"三不"：不振荡、不加温、不加药 ● 开始时输血速度宜慢并密切观察15分钟，无异常才可常速输血
临床表现	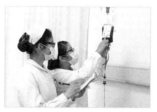 红细胞凝集成团，堵塞小血管 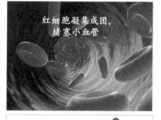 攻膜复合物　A抗原　A抗体　A抗原 异型输血导致Ⅱ型变态反应 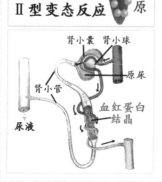 肾小囊　肾小球 原尿 攻膜复合物 肾小管 血红蛋白结晶 尿液	**第一阶段（早期）：** ● 典型表现是四肢麻木、腰背部剧痛、头胀痛，尚可出现胸闷、恶心、呕吐、生命体征改变等 ● 发生机制：由于受血者（病人）血浆中的抗体与供血者血中红细胞表面的抗原发生凝集反应，使红细胞凝集成团，堵塞部分小血管，致组织缺血缺氧 **第二阶段（中期）：** ● 典型表现是黄疸和血红蛋白尿 ● 发生机制：血型不合导致Ⅱ型超敏反应，大量红细胞溶解后释放血红蛋白入血，产生过多的间接胆红素，超过肝细胞的转化能力，表现为溶血性黄疸；血红蛋白进入尿液，表现为血红蛋白尿 **第三阶段（晚期）：** ● 最初表现为少尿、无尿等典型的急性肾衰竭表现，继续发展则逐渐出现氮质血症、高钾血症和代谢性酸中毒等代谢产物积聚、中毒的表现，危及生命 ● 发生机制：少尿、无尿的主要原因是大量血红蛋白在酸性的原尿内结晶，堵塞肾小管；另外，抗原、抗体相互作用使肾小管内皮细胞缺血、坏死、脱落，加重其堵塞

溶血反应	护理要点
急救措施	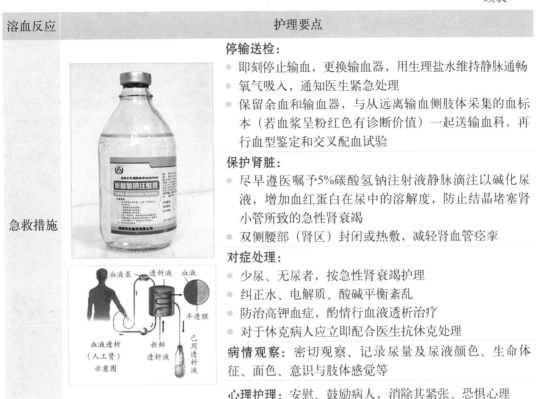 **停输送检：** ● 即刻停止输血，更换输血器，用生理盐水维持静脉通畅 ● 氧气吸入，通知医生紧急处理 ● 保留余血和输血器，与从远离输血侧肢体采集的血标本（若血浆呈粉红色有诊断价值）一起送输血科，再行血型鉴定和交叉配血试验 **保护肾脏：** ● 尽早遵医嘱予5%碳酸氢钠注射液静脉滴注以碱化尿液，增加血红蛋白在尿中的溶解度，防止结晶堵塞肾小管所致的急性肾衰竭 ● 双侧腰部（肾区）封闭或热敷，减轻肾血管痉挛 **对症处理：** ● 少尿、无尿者，按急性肾衰竭护理 ● 纠正水、电解质、酸碱平衡紊乱 ● 防治高钾血症，酌情行血液透析治疗 ● 对于休克病人应立即配合医生抗休克处理 **病情观察：**密切观察、记录尿量及尿液颜色、生命体征、面色、意识与肢体感觉等 **心理护理：**安慰、鼓励病人，消除其紧张、恐惧心理

二、发热反应与过敏反应

发热反应和过敏反应是较常见的输血反应，病人自身原因亦可导致其发生，护士需加强预防和观察，必要时及时处理（表17-6）。

表 17-6　发热反应与过敏反应

输血反应	原因	预防	临床表现	护理措施
发热反应	输血操作中违反无菌原则；输入的血液及其保养液、贮血器和输血器等被致热源污染；多次输血后，受血者血清中产生白细胞和血小板抗体所致的免疫反应	严格遵守无菌操作原则；严格管理血液保养液和输血用具，选择一次性无致热源的采、输血用具；严格掌握输血适应证，尽量避免多次输血；反复出现发热反应者可选用少白细胞红细胞或洗涤红细胞、床边或血库型白细胞过滤器	输血时或输血后1~2小时内出现寒战、发热，体温38℃~41℃，头痛、恶心、肌肉酸痛等；少数反应严重者可出现抽搐、呼吸困难、血压下降等；全身麻醉病人发热反应不明显	减慢或停止输血，密切观察生命体征等病情变化，并通知医生；反应较重者立即停止输血，将余血和输血器、针头一起贴上"输血反应"标签后送检；对症处理：寒战者予保暖措施，高热者予物理降温措施，遵医嘱予抗过敏药或激素、抗生素等药物治疗

139

续表

输血反应	原因	预防	临床表现	护理措施
过敏反应	病人为过敏体质，对输入的异体蛋白过敏；输入血中含致敏物质或变态反应性抗体；多次输血产生过敏性抗体	勿选有过敏史的献血员；献血员在无偿献血前4小时内进少量清淡饮食或糖水，避免高脂肪、高蛋白饮食；输血前半小时遵医嘱使用抗过敏药物	轻度过敏反应：皮肤瘙痒、荨麻疹；中度过敏反应：血管神经性水肿（如眼睑、口唇水肿），严重者喉头水肿、支气管痉挛、出现呼吸困难及闻及哮鸣音；重度过敏反应：过敏性休克	同发热反应处理。另外，还应密切观察反应并予抗过敏措施：减慢输血，重者停止输血，皮下注射0.1%盐酸肾上腺素0.5～1ml；遵医嘱给予抗过敏药、激素类药等；对症处理：呼吸困难者吸氧，严重喉头水肿者气管切开，循环衰竭者抗休克

同学们，输血反应还有空气栓塞、细菌污染反应、体温过低；还可感染某些经血液传播的疾病（乙型、丙型、丁型病毒性肝炎，疟疾、艾滋病、梅毒等），尤其是输血"窗口期"感染很难预防；尚需防治大量输血所致的反应等。

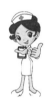

三、大量输血所致的输血反应

大量输血是指24小时内紧急输血总量达到甚至超过病人总血容量。常见大量输血所致的反应有循环负荷过重、出血倾向、枸橼酸钠中毒反应等（表17-7）。

表 17-7　大量输血所致输血反应

输血反应	原因	预防	临床表现	护理措施
出血倾向	长期反复输入库存血或短时间内输入大量库存血，导致血液中血小板和凝血因子被过度稀释	严格控制输血量，必要时根据医嘱间隔输入新鲜血，每输入3～5个单位库存血，补充1个单位浓缩血小板或新鲜血，以提高血小板和凝血因子浓度	皮肤黏膜瘀点、瘀斑，牙龈出血、鼻衄，穿刺部位大块瘀血，手术切口、伤口渗血等	密切观察病人意识、血压、脉搏等变化，以防内脏出血甚至颅内出血；注意皮肤黏膜或手术伤口有无出血。发现异常及时处理或配合医生处置

续表

输血反应	原因	预防	临床表现	护理措施
枸橼酸钠中毒反应	大量快速输血必然伴随输入大量的抗凝剂枸橼酸钠。若病人肝功能不全，枸橼酸钠尚未被肝细胞氧化便与血液中游离钙结合而使血钙降低，致凝血功能障碍、神经-肌肉兴奋性增高、毛细血管张力降低和心肌收缩无力等	大量输库存血病人若无禁忌，可遵医嘱每输入库存血1000ml，静脉注射10%葡萄糖酸钙或氯化钙10ml，防止发生低血钙，但切忌将钙剂直接加入血液中或通过输血的静脉通道注射	出血倾向、手足抽搐、血压下降、心率缓慢、心电图出现Q-T间期延长、T波低平或倒置、心室纤颤甚至心跳骤停	对肝功能障碍的大量输血病人需严密观察有无手指、脚趾及口周的感觉异常、四肢发麻、刺痛、手足抽动等早期低血钙表现，同时注意生命体征、皮肤情况等，发现异常及时报告、处理

（杨慧兰）

护考"120"

一、A₁型题（请从5个选项中选出1个最佳选项）

1．大量输血后发生出血倾向主要是由于（　　　）

　　A．血小板被破坏、凝血因子减少　　　　B．输入的血含有过敏物质

　　C．输入的血型不合　　　　　　　　　　D．输血太快、输血量太多

　　E．血液加温致红细胞被破坏

2．大量输注库存血的病人可能发生的情况有（　　　）

　　A．碱中毒、低血钾和高血钠　　　　　　B．碱中毒、高血钾和低血钠

　　C．酸中毒、低血钾和低血钙　　　　　　D．酸中毒、高血钾和低血钙

　　E．低血钾、低血钠和高血钙

3．最严重的输血反应是（　　　）

　　A．过敏反应　　　　　　　B．溶血反应　　　　　　　C．发热反应

　　D．大量输血后反应　　　　E．病毒性肝炎

4．献血员献血前4小时内不吃高蛋白、高脂肪食物是防止（　　　）

　　A．发热反应　　　　　　　B．溶血反应　　　　　　　C．过敏反应

　　D．出血倾向　　　　　　　E．低血钙

5．病人输血过程中发生溶血反应，是由于（　　　）

　　A．输入了过敏原　　　　　　B．输入了被污染的血液

C．反复输血产生抗体　　　　D．输入了大量的抗凝剂

E．输入异型血，红细胞先凝集成团，继而破裂

6．下列哪项不是静脉输血的目的（　　　）

　　A．补充血浆蛋白　　　　　　B．补充血小板　　　　　　C．补充凝血因子

　　D．增加血红蛋白　　　　　　E．强心、利尿、扩血管

7．输血前准备及输血注意事项不正确的是（　　　）

　　A．为防止病人发生枸橼酸钠中毒反应，可在血液中加入10%葡萄糖酸钙

　　B．血液从血库取出后勿剧烈振荡

　　C．输血前须两人"三查十对"无误后再输入

　　D．输血前输入少量生理盐水

　　E．库存血需在室温下放置15~20分钟再输入

8．输血前取血时血液不能剧烈振荡的理由是（　　　）

　　A．以免污染引起发热反应

　　B．以免血浆蛋白凝固引起反应

　　C．以免红细胞被破坏，引起溶血反应

　　D．以免进入空气，引起空气栓塞

　　E．以免红细胞与血浆混合

9．防止肝功能不全病人大量输血引起枸橼酸钠中毒反应的措施是（　　　）

　　A．输血前肌内注射异丙嗪25mg　　B．输血前皮下注射0.1%盐酸肾上腺素0.5ml

　　C．两瓶之间输入少量生理盐水　　D．口服碳酸氢钠1g

　　E．每输入库存血1 000ml，静脉注射10%葡萄糖酸钙10ml

10．关于输血前准备工作，下列错误的是（　　　）

　　A．检查库存血质量，血浆呈红色时不能使用

　　B．血液从血库取出后，在室温下放置15分钟再输入

　　C．先给病人静脉滴注0.9%氯化钠注射液

　　D．在血中加入异丙嗪25mg，以防过敏反应

　　E．两人做好"三查十对"，认真核对供血者和受血者的姓名、血型以及交叉试验结果等

11．血小板减少性紫癜病人适宜输入（　　　）

　　A．库存血　　　　　　　　　B．单采血小板　　　　　　C．冷沉淀凝血因子

　　D．洗涤红细胞　　　　　　　E．新鲜冰冻血浆

12．溶血反应第二阶段最典型的症状是（　　　）

　　A．腰背部剧痛，四肢麻木　　B．寒战、发热　　　　　　C．胸闷、呼吸急促

　　D．黄疸及血红蛋白尿　　　　E．少尿或无尿

13．可以通过输血传播的疾病不包括（　　　）

　　A．乙型肝炎　　　　　　　　B．肺炎　　　　　　　　　C．艾滋病

D．梅毒　　　　　　　　　E．丙型肝炎

14．有关库存血，不正确的描述是（　　　）

A．保存在4℃的冰箱内　　　　　B．大量输库存血时要防止酸中毒和高血钾

C．库存血的有效期是1周　　　　D．库存血成分以红细胞和血浆蛋白为主

E．大量快速输入库存血，可以将血液先在37℃的恒温水浴箱中复温

二、A₂型题（请从5个选项中选出1个最佳选项）

15．王女士，输血15分钟后感觉头胀，四肢麻木，腰背部剧痛，脉细弱，血压下降。下列
处理措施中错误的是（　　　）

A．热水袋敷腰部　　　　　B．减慢输血速度　　　　　C．立即通知医生

D．密切观察血压、尿量与尿色等

E．取血标本和余血送检（血型鉴定和交叉配血试验）

16．李女士，在输血中发生溶血反应。护士首先应（　　　）

A．立即停止输血　　　　　B．将余血和输血器直接扔进医疗废物袋

C．静脉滴注5%碳酸氢钠　　D．测量血压及尿量　　　E．皮下注射盐酸肾上腺素

17．董先生，车祸导致大出血。输血10分钟时发现病人的哪些症状有助于早期判断可能发
生了溶血反应（　　　）

A．寒战、发热　　　　　　B．四肢麻木，腰背酸痛

C．手足抽搐，心悸　　　　D．荨麻疹，胸闷

E．呼吸困难，咳粉红色泡沫样痰

18．赵先生，患胃溃疡住院治疗，午餐后突然呕血，需输入血液。输血前需输入的前导
溶液是（　　　）

A．5%葡萄糖氯化钠注射液　B．3%氯化钠注射液　　　C．复方氯化钠注射液

D．5%葡萄糖注射液　　　　E．0.9%氯化钠注射液

19．谷先生，54岁，因食管静脉曲张破裂大出血急诊入院，遵医嘱快速大量输血，在输血
过程中，病人出现手足抽搐、血压下降等。此病人可能发生的情况是（　　　）

A．过敏反应　　　　　　　B．溶血反应　　　　　　　C．枸橼酸钠中毒反应

D．休克　　　　　　　　　E．发热反应

20．万先生，36岁，建筑工地工人，从3楼坠下，急诊入院。体检：面色苍白，四肢厥
冷，血压65/40mmHg，脉搏150次/分，诊断为"脾破裂、失血性休克"，急需大量输
血。医生可首先考虑的输血方式是（　　　）

A．直接输血法　　　　　　B．间接输血法　　　　　　C．自身输血法

D．亲子输血法　　　　　　E．全血输血法

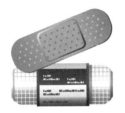

项目十八
现场急救技术

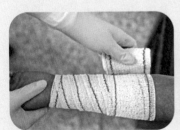
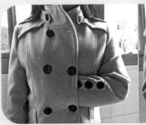
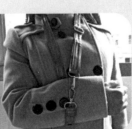
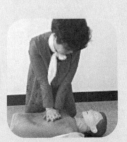

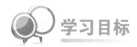 **学习目标**

◎ 掌握各种创伤的现场止血与包扎方法，常见骨折的现场固定方法、创伤者的安全搬运方法、心搏骤停的判断及现场心肺复苏术；

◎ 熟悉现场止血、包扎、固定的目的和适应证；

◎ 了解儿童与婴儿心肺复苏术的操作要点，进一步生命支持及延续生命支持。

 学习任务

◎ 为创伤出血者正确进行现场止血，为各种特殊创伤者进行正确的紧急救护；

◎ 为创伤者进行正确的现场包扎；

◎ 在事故现场正确固定伤处、安全搬运伤者，避免搬运过程中造成二次伤害；

◎ 正确判断心搏骤停病人，及时给予有效的心肺脑复苏。

任务一　创伤现场止血与特殊创伤的处理

　　任何机体的损伤都可能伴随血管破裂，导致血液自血管或心脏外流，包括内出血和外出血，均需酌情实施止血，以避免失血性休克等严重后果。本任务主要学习外出血的止血方法及其护理要点。

临床情境

　　小王，女，大学生，21岁，在校内骑车不慎与他人猛烈相撞，头顶左侧流血不止，左前臂疼痛难忍、流血不止。"120"救护人员到达时查体：面色苍白，脉速，左颞部有一长2cm的伤口，仍在不停地渗出鲜红的血液；左前臂肿胀畸形，有一长4cm的伤口，肢端循环良好、无麻木，用于压迫止血的毛巾已被鲜血浸透，且仍见鲜红的血液渗出。

　　在"120"到达之前，校医对其两处出血分别可采用哪些现场急救措施？针对其颞部及前臂出血情况，"120"救护人员到达后应进一步采用哪些止血方法？护理要点有哪些？

成人的血液占其体重的8%。失血量达总血量20%以上时，会出现头晕、脉搏增快、血压下降、出冷汗、肤色苍白和尿量减少等休克症状。失血量达40%可致重度休克、威胁生命。

出血按部位分为外出血和内出血；按性质分为动脉出血、静脉出血和毛细血管出血。动脉出血时血液呈鲜红色，喷射状流出，失血量多且快，可危及生命；静脉出血时血液呈暗红色，非喷射状流出，若不及时止血，时间长、出血量大，也有生命危险；毛细血管出血时血液从受伤面向外渗出呈水珠状，一般可自行凝固。

一、创伤病人的止血法

救护人员必须根据伤者的情况，因时、因地采取正确的止血方法（表18-1）。

表 18-1　各种止血方法

止血方法		适用范围及操作要点
直接压迫止血法		● 适用于表浅、无异物的大多数伤口出血 ● 抬高伤肢，用生理盐水冲洗局部，消毒皮肤，盖上无菌纱布，用绷带或三角巾（布带）适当加压包扎；现场可垫清洁布类后用手直接压迫止血
指压止血法		一般不主张使用，仅在头颈部及四肢中等或较大的动脉出血以及压迫止血效果不明显时谨慎使用
间接压迫止血法		● 伤口有异物或采用直接压迫止血法无效时，在伤口周围置大量敷料并加压包扎，起到止血及固定作用 ● 异物（如刀剑、羽毛球拍、钢筋等）不能拔出，以免大出血难以止住
止血带止血法		● 由于在创伤现场使用止血带或绞紧止血易导致肢体坏死、挤压综合征等严重后果，故目前不主张使用 ● 对四肢大动脉出血或采用直接压迫止血后不能有效控制的大出血，医护人员可临时性地谨慎使用橡皮带等进行止血 ● 止血带止血须遵循部位正确、带下垫布、压力适宜、定时放松（每30~60分钟放松一次，每次放松2~5分钟）等原则 ● 气囊止血带止血法，仅用于骨科四肢手术时的止血

二、特殊创伤的紧急处理

在各种意外事故中，肢体离断、异物刺入、刀割伤与撕裂伤、钉子刺伤、内出血、内脏脱出等情况时有发生，若伤者或目击者能掌握这些情况的紧急处理，可以有效降低损害程度。另外，对于常见的鼻出血，人们熟知的处理方法往往并不正确表18-2。

表18-2　各种特殊创伤的紧急处理

特殊创伤	紧急处理
表面伤口和擦伤	• 用干净的水冲洗，自来水的压力有利于冲净伤口异物等 • 有条件者消毒，并涂上抗生素软膏 • 用创可贴或干净棉织品包扎，夏天可暴露伤口
刀割伤、撕裂伤	包扎伤口，必要时送医院处理，禁止往伤口内撒药
钉子刺伤	不包扎；压迫止血后暴露伤口，尽快送医院处理
断肢（指、趾）处理	• 保持低温（2℃~3℃）、干燥 • 禁止将断肢直接浸泡在任何液体中
腹腔内脏脱出	• 严禁将脱出内脏塞回腹腔内 • 先用清洁纱布覆盖，再扣上大小合适的凹形容器（如清洁的碗或盆）保护脱出内脏，最后用三角巾或清洁布类包扎 • 伤者取仰卧位或半卧位，下肢屈曲，尽量不要咳嗽，严禁饮水进食，尽快送医院
内出血	• 常见于创伤、坠落伤、击打伤、腹部锐器伤及钝器伤 • 密切观察局部压痛、瘀斑、血管丰富器官的体表衣物压痕，腹膜刺激征，血性呕吐物（上消化道出血）、便血（下消化道出血）、血尿（泌尿系统出血），休克征象（意识、生命体征、肤色等） • 处理原则：中凹卧位或抬高下肢（除外颅内出血）
鼻出血	• 低下头，用拇指和食指紧捏鼻翼5~15分钟 • 严重的鼻出血须尽快去医院寻求专业帮助 • 不能将头后仰或用软物填塞鼻腔
应急救护"七不"原则	不用手摸伤口，不用水冲洗开放性骨折伤口（除外化学磷烧伤），不在伤口上涂抹任何药物，不取出伤口中的异物，不塞回脱出的内脏，不轻易确定死亡而终止抢救，不轻易搬动伤员

（张海萍　凌杨青）

任务二 创伤病人的现场包扎、固定与搬运

为出血的伤者止血后，现场救护人员应根据伤者的具体情况（如是否怀疑骨折），给予正确的包扎和固定，并根据现场情况及时、正确、安全地将伤者搬运到安全地带或送医院救治。

临床情境

上述病例小王，校医对其进行初步止血处理后由"120"送来急诊科。

"120"救护人员到达学校后，除了加强止血措施，还需对伤处如何包扎和固定才能将其安全送至医院？

一、创伤病人的包扎法

包扎是以无菌敷料或干净布类覆盖伤口，外面用绷带扎紧的方法。包扎的用途有：固定敷料、夹板和受伤部位；保护伤口，减少感染和再受伤；减少出血，预防休克；保护内脏和血管、神经、肌腱等重要解剖结构；防止肿胀。包扎材料常用各种绷带、三角巾等，急救现场多就地取材进行包扎和固定，甚至利用病人自身的躯干、健肢进行紧急包扎与固定，可有效避免损伤的进一步加重。常用包扎材料见表18-3。

表 18-3 常用包扎材料

包扎材料		使用特点
绷带		● 各种规格的卷轴纱布绷带，操作烦琐、牢固程度欠佳 ● 弹力绷带与网状弹力绷带、自粘弹性绷带等，操作简便、广泛使用
三角巾		● 三角巾材质可为棉布、麻布，需柔软、牢固、无缝边 ● $1m^2$布料对折为三角形，沿对角线剪成两块三角巾

续表

包扎材料	使用特点
其他材料	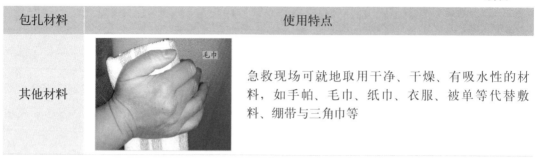 急救现场可就地取用干净、干燥、有吸水性的材料，如手帕、毛巾、纸巾、衣服、被单等代替敷料、绷带与三角巾等

（一）各种包扎法

常用的包扎方法有绷带包扎法、三角巾包扎法、多头带包扎法等（表18-4）。

表18-4　各种包扎法

各种包扎		适用范围和操作要点
绷带包扎法	包扎起始与结束方法	<ul><li>滚动条绷带展开后一端为带端（A），另一端为滚动条（B）。包扎时右手紧握滚动条，左手提带端，绷带卷紧贴病人包扎部位滚动包扎</li><li>起始方法（定带）：包扎时先固定绷带，使带端斜置包扎部位之下方，把绷带环扎，将斜出之一角露出，再把斜出部分下折，环扎2～3圈</li><li>结束方法（结带）：包扎完毕，环形包扎两圈再用下列方法固定：胶布固定或以绷带留适当长度剪开，再打平结，不可在受伤面或炎症部位、关节面或骨突处、受压部位或肢体内侧以及常摩擦处打结，还应避开眼睛、乳头、男性生殖器等部位打结</li></ul>
	环形包扎法	<ul><li>用于定带（固定）或结带（结束），包扎身体任何部位均可用</li><li>缠绕若干圈，固定在外边</li></ul>
	螺旋形包扎法	<ul><li>用于粗细相近的肢体，如躯干和四肢的上臂、大腿、手指；若用弹性绷带，粗细不等的肢体亦可用</li><li>每绕一圈覆盖前一圈的1/3～2/3，缠绕若干圈</li></ul>
	螺旋反折形包扎法	<ul><li>用于粗细不同的肢体，如小腿和前臂</li><li>先做两圈环形固定，再做螺旋形包扎，待到渐粗处，一手拇指按住绷带上面，另一手将绷带自此点反折向下，此时绷带上缘变成下缘，每绕一圈覆盖前一圈的1/3～2/3</li></ul>

续表

各种包扎		适用范围和操作要点
绷带包扎法	"8"字形包扎法	· 用于包扎屈曲的关节如肩、肘、髋、膝、踝等部位 · 口诀：关节之处绕两圈，下一圈、上一圈，逐渐分两边，交叉在拐弯，固定在外边 · 手掌常采用"人"字形包扎 · 目前常用弹力网状绷带、护膝、护肘等代替
	回返式包扎法	· 常用于包扎断肢、指端等，头部伤口多以弹力网帽代替绷带包扎 · 用绷带环形包扎两圈，多次反折，从中间逐步移行向左右两边，直至伤口及其周边全部包住，最后螺旋及环形固定，在外侧打结
三角巾包扎法	头部帽式包扎法	· 用于头顶部皮肤损伤的止血包扎 · 将三角巾的底边向上反折两次呈两横指宽，压于前额处 · 口诀：压住眉毛向后拉，脑勺下面打交叉，额头正中把结打，露出耳朵塞尾巴
	兜式包扎法	· 用于胸、腹、背、臀部伤口的敷料固定 · 将三角巾的底边向上反折两次呈四横指宽，在腰间系牢，向上翻起即可包住胸背；向下兜即包住臀部或腹部；避开伤口等处打平结
	附：平结打法	· 左压右、右压左即打成平结 · 打开平结时只要将"U"形带端拉向相反方向即可抽出
多头带包扎法	腹带、胸带包扎法	· 较长时间包扎伤口时常用多头腹带或多头胸带代替三角巾 · 多头腹带包扎顺序：如果伤口在上腹部，应由上而下包扎；若伤口在下腹部，则由下而上包扎，最后避开伤口处打结

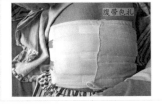

（二）包扎病人的护理

1. 根据受伤部位选择合适的包扎材料和包扎方法，包扎前先消毒创面，预防创面感染。
2. 包扎时保持关节功能位置，使病人处于舒适的体位。
3. 包扎顺序由远心端到近心端，指端外露，经常观察血液循环情况及肢端感觉与运动功能。
4. 包扎松紧适宜，以包扎部位无活动性出血、远端动脉可触及搏动为准。
5. 骨隆突处或凹陷处（如乳房下、腋下、两指间等）须垫衬垫。

二、骨折病人的现场固定法

对于高度怀疑合并骨折的伤者，现场救护人员最重要的措施是确保受伤部位制动，可就地取用适宜的固定器材（如木板条、木棒、硬纸板、树枝、健肢等）进行固定（表18-5），找不到任何硬物时甚至可试着用毯子或衣物固定怀疑骨折的部位。对于开放性骨折伤口，现场不能冲洗、复位和上药。骨折固定病人在固定和搬运过程中需严防骨折断端对血管、神经等组织的进一步损伤。

表 18-5　各种骨折的现场固定

骨折部位	固定方法及其要点
前臂	• 创伤现场可就地取材，用1~2块夹板固定患肢，夹板长度超过肘关节和腕关节，夹板下垫衬垫 • 怀疑前臂骨折者，夹板固定后再用大悬臂带固定，上肢屈肘90°，手心朝向躯干，手高于肘关节；用三角巾悬吊于胸前（顶角在肘关节），于颈后打平结(必要时结下垫棉垫)；将另一条三角巾叠成带状，将上臂与悬吊前臂的三角巾一并固定于胸前，健侧腋前打平结 • 也可将伤肢插入衣襟内或用皮带、包带等承托，或用健肢托住前臂
上臂	• 可先用1~2块夹板超关节固定患肢 • 再用小悬臂带固定——先用三角巾将前臂悬吊于胸前，再用另一条三角巾折成宽带状，固定上臂于躯干，屈肘90°；小悬臂带固定也适用于肩关节损伤和锁骨骨折等 • 手臂受伤、骨折时可用手臂吊带固定，屈肘90°，舒适、安全、简便

续表

骨折部位		固定方法及其要点
指骨		• 由于手指感觉敏锐，故不管是否伴有骨折均应冷敷以减轻疼痛 • 怀疑骨折者就地取用硬纸等固定，也可固定于健指
锁骨		• 三角巾固定法：将2~3条三角巾折成带状，分别环绕腋下一圈，于腋后打结，带端拉紧并打结 • 锁骨带固定法：医院多用此法固定
股骨		• 夹板固定法：骨折现场多用1~2块夹板固定下肢 • 自体固定法：将双下肢并拢，在两腿间的骨突出部和空隙部加垫，用三角巾将受伤肢体与健侧肢体固定在一起。此法是现场急救中无夹板条件下的简易固定法，但健肢活动可加重骨折处疼痛和损伤，故慎用
胫腓骨		• 夹板固定法：骨折现场多用1~2块夹板超关节固定，足部作"8"字形固定，使足背屈曲 • 自体固定法：下肢小腿骨折无夹板时可谨慎使用
脊椎		• 颈椎骨折时，病人应仰卧于硬板或平地，给病人上颈托，现场可用沙袋或衣物等替代颈托填塞头、颈部两侧，保持鼻孔向上，防止头部动弹，保持颈部或腰部过伸状态 • 胸腰椎骨折时应平卧于硬板上，用衣物填塞颈部和腰部，病人固定于木板上

三、创伤病人的安全搬运

（一）创伤者的搬运方法

由于意外发生后，伤者的伤情和现场环境极度危险且瞬息万变（如火灾、毒物泄漏、坍塌、交通事故等现场），故在现场紧急止血、包扎、固定后，一般应尽快将伤者转移到安全地带或尽快送医院急救。在搬运过程中避免造成二次伤害是安全搬运的要点，尤其脊椎损伤的伤者，对安全搬运的要求更高，故此类伤者在坠落等现场由现场救护人员简单固定后，宜就地等待专业人员救援，医护人员必须掌握安全搬运方法（表18-6）。

表 18-6　创伤病人的安全搬运

搬运方法	搬运要点
单人搬运	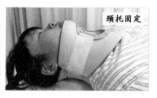 ● 适用于轻伤员 ● 常用方法：扶行法、掮法、背法、抱持法及条带抱持法、拖行法及爬行法
双人搬运	● 适用于头、胸、腹部的重伤员 ● 常用方法：轮椅式、拉车式、轿扛式搬运法
怀疑脊柱骨折之搬运法	● 搬运要点：使用"脊柱轴线搬运法"，即翻身时始终保持头、颈、腰、髋在同一水平上，并用铲式或船式担架搬运，以防止或加重脊髓损伤 ● 搬运程序见本书（上册）项目一"四人搬运法"和项目二"轴线翻身法" ● 颈椎损伤者用颈托固定，现场无颈托时可用任何能固定头部的物品代替

（二）搬运伤者的注意事项

1. 担架搬运过程中伤者头部在后，以利于救护人员严密观察其意识、生命体征、面色等变化，随时准备紧急救护。

2. 外伤出血休克的伤者，应卧位搬运，抬高足部，促进下肢静脉血液回流。

（凌杨青　李　丹）

任务三　心肺脑复苏术

当前我国每天约有上千人发生猝死，而院外抢救的存活率不到1%，心肺脑复苏术就是一项用于挽救病人生命的急救措施，越早复苏，成功率越高。

临床情境

何女士，49岁，工作过程中突然倒地，不省人事。

如果当时你在场，你会采取哪些措施帮助何女士？

心肺复苏术（cardiac pulmonary resuscitate，CPR）是针对心搏和呼吸骤停的病人所采取的抢救措施。方法包括胸外心脏按压、人工呼吸、快速除颤等，目的是尽快使病人恢复循环（心复苏）和呼吸（肺复苏）。CPR作为基础生命支持，是心肺脑复苏（cardiac pulmonary cerebral resuscitate，CPCR）的第一步，复苏成功后需及时送往医院，进行进一步生命支持和延续生命支持，目的是迅速恢复有效通气和循环，维持脑的灌注，最终恢复脑的功能。

一般情况下，机体完全缺血缺氧4~6分钟时，脑细胞就会发生不可逆转的损伤，因此需要抓紧这段黄金救援期。心搏骤停大多发生在院外，因此除了提高医护人员的急救技能外，更需要在公众中普及心肺复苏知识，培训更多的第一目击者（在发现心搏骤停者时，现场第一个做出反应、采取急救措施的人，这个人可以不是医务工作者，而是身处现场的每一个人）对伤员进行及时、有效的急救处理，建立急救"生存链"（又称生命链）的概念。

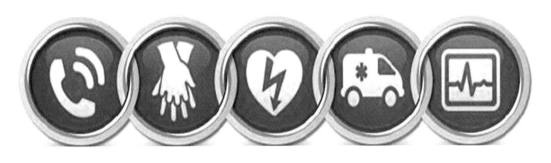

| 立即呼救 | 尽早CPR | 快速除颤 | 有效高级
生命支持 | 综合停搏
后治疗 |

图 18-1　急救"生存链"

心搏骤停是指各种原因引起的心脏突然停止跳动，丧失泵血功能，导致全身各组织严重缺血缺氧。引起心搏骤停的原因和症状见表18-7。

表 18-7　心搏骤停的病因和临床表现

心搏骤停		具体内容
病因		• 器质性心脏病：冠心病、重症心肌炎等 • 意外事件：电击、雷击、溺水、创伤等 • 严重的水、电解质和酸碱平衡紊乱：严重的低血钾、高血钾、高血镁等 • 药物中毒或过敏：青霉素、链霉素等过敏反应，洋地黄类药物致严重心律不齐等 • 其他：麻醉过深、心血管检查等
临床表现		• 突然意识丧失，可伴有短暂抽搐 • 心音及大动脉搏动消失 • 呼吸困难或停止 • 面色苍白或发绀，瞳孔散大，瞳孔对光反射消失 注意：只要存在意识丧失、大动脉搏动消失这两个征象，心搏骤停诊断即可成立，应立即行CPR

一、基础生命支持

CPCR的第一步是基础生命支持（basic life support，BLS），又称初期复苏或现场急救，主要目标是向心、脑及全身重要器官供氧，延长机体耐受临床死亡期。主要包括心搏、呼吸停止的判断，建立有效循环（circulation，C），通畅呼吸道（airway，A）和人工呼吸（breathing，B）等环节，即CPR的CAB环节（表18-8）。

表 18-8　现场心肺复苏术（CPR）

操作流程		操作要点
评估求助		• 环境安全：远离灾害现场等危险环境 • 救治能力：评估自身救治能力，必要时做好防护措施 • 意识丧失：轻拍并大声呼叫病人（禁止摇晃），也可用指甲掐人中穴，无反应 • 紧急求助：指定人员拨打救护电话，有条件者取自动除颤仪（AED）
安置体位		• 将病人仰卧放于硬质平面 • 若病人需翻转成仰卧位，注意保护颈部，保持头、颈、躯干在同一轴线上，操作者一手于后脑固定颈椎，一手绕过病人腋下固定肩膀进行翻身 • 遇有头颈、脊椎外伤者不宜搬动，以免损伤脊髓

续表

操作流程	操作要点
再次评估	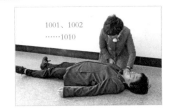 • 跪于伤病员一侧，双腿分开与肩同宽，与伤病员保持一拳距离 • 评估呼吸：解开衣服、腰带，观察伤者胸腹部有无起伏，5~10s内完成 • 评估颈动脉：触摸同侧颈动脉，喉结旁开1~2cm（非专业者不作要求）
胸外心脏按压	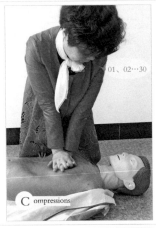 • 按压部位：胸骨中下1/3交界处，位于两乳头连线的中点处 • 按压姿势：操作者跪于病人右侧，一手掌根放于胸骨，另一手平行重叠压在其手背，肘关节伸直，掌根用力，手指抬离胸壁，用身体的力量垂直下压，然后迅速放松，使胸廓充分回弹 • 按压深度：成人胸骨下陷至少5cm • 按压频率：成人100~120次/分，节律均匀
开放气道	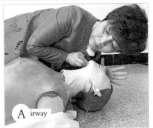 • 清理气道：检查口鼻腔内有无异物，取出活动性义齿及异物 • 开放气道：仰面抬颏法，左手肘关节着地，手掌压低前额，右手的食指和中指轻抬下颌骨 • 颈椎骨折病人采取托举下颌法：将双手置于病人的两侧下颌，抓紧下颌关节，使下颌往上往前；同时手掌根部用力将病人额头压向后方
人工呼吸	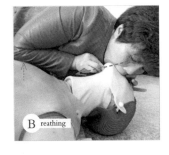 • 动作：用压于病人前额手的拇指和食指捏住病人的两侧鼻翼，正常或深吸气后充分张嘴完全包住病人口腔并密合，缓缓吹气1秒以上，同时眼睛余光观察胸廓明显上抬；放开捏鼻手，胸廓自然回落后第二次吹气 • 要求：每次吹气量500~600ml，口对口吹气2次 • 按压-通气比率为30∶2，连续操作5个循环后迅速判断复苏效果，每次循环均以按压开始、以吹气结束
评估效果	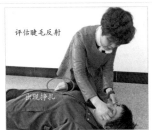 • 实施救治过程中病人有苏醒迹象即表明复苏成功 • 专业人员再次检查病人的颈动脉和自主呼吸、面色、睫毛反射或眼球活动、瞳孔大小、肢端温度等 • 整理衣物，将头偏向一侧，安慰病人，予心理支持和人文关怀，等待救护车到来实施进一步生命支持

老师，如果现场出现心搏骤停的是个小孩儿，这些复苏措施同样适用吗？

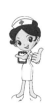

部分适用，儿童和婴儿与成人相比，略有不同，我列表来帮助你们区别吧，你们想想其中的原因。

表18-9 不同年龄心肺复苏术操作要点

操作要点	成人	儿童	婴儿（不包括新生儿）
判断意识	呼喊、轻拍	呼喊、轻拍	拍击足底、捏掐上肩
检查脉搏	颈动脉	颈动脉	肱动脉
按压部位	胸骨中下1/3交界处	胸骨中下1/3交界处	胸骨下1/2处
按压方式	双手掌根重叠	单手掌根	中指、无名指
按压幅度	5～6cm	不少于1/3前后径，大约5cm	不少于1/3前后径，大约4cm
按压频率	100～120次/分，每次按压后让胸廓充分回弹		
按压中断	尽可能减少胸外按压中断，将中断控制在10秒以内		
开放气道	头部后仰，呈90°（鼻孔朝天）	头部后仰，呈60°	头部后仰，呈30°
吹气方式	口对口，口对鼻	口对口，口对鼻	口对口鼻
吹气频率	14～16次/分，每次吹气（吸气）时间超过1秒	18~20次/分	30~40次/分
按压-通气比率	30：2，一或两名施救者	30：2，单人施救；或15：2，两名医务人员或施救者	
通气	在施救者未经培训或经过培训但不熟练的情况下，可行单纯胸外按压，而不必吹气		
除颤	尽快连接并使用AED（自动体外除颤仪），尽可能缩短电击前后的胸外按压中断；每次电击后立即从按压开始心肺复苏		

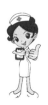

经过你的现场心肺复苏救治后，何女士有了苏醒迹象，恢复了微弱的脉搏和呼吸。救护车将其送往医院后，该如何进行下一步生命支持呢？

二、进一步生命支持

进一步生命支持（advanced life support，ALS）是在BLS的基础上借助专业救护设备及技术，建立和维持有效的通气和循环功能，继续进一步的生命救助。包括建立静脉通道、药物治疗、电除颤、人工气道、辅助呼吸等一系列维持和监测心肺功能的措施（表18-10）。

表18-10 进一步生命支持（ALS）

ALS	常用方法
控制气道	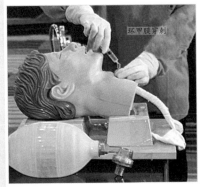 常用口咽通气管、鼻咽通气管，使舌根离开咽壁，解除气道梗阻 利用环甲膜穿刺、气管插管或气管切开通畅气道，其中环甲膜穿刺是喉部及以上呼吸道梗阻时最简便有效的呼吸通路，是现场急救的有效方法，紧急时甚至可直接用粗针头穿刺
氧疗及人工通气	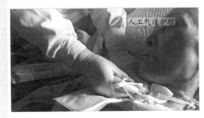 常利用简易呼吸器改善病人缺氧 严重者进行气管内插管或气管切开，用呼吸机加压给氧（见本书项目十九任务五）
胸内心脏按压	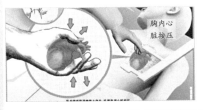 常规胸外按压无效者，或者胸部有创伤（肋骨骨折）、胸廓畸形、张力性气胸等不能进行CPR者，开胸后进行胸内心脏按压。极少用
电除颤	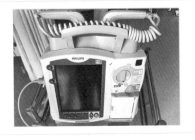 救护车内配有心电监护及除颤设备，一旦明确为室颤，应迅速进行除颤（见本书项目十九任务一）

续表

ALS	常用方法
复苏用药	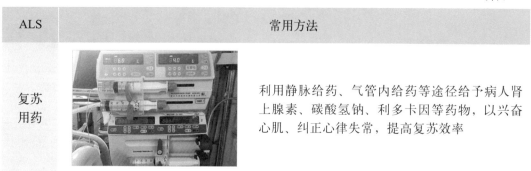 利用静脉给药、气管内给药等途径给予病人肾上腺素、碳酸氢钠、利多卡因等药物，以兴奋心肌、纠正心律失常，提高复苏效率

三、延续生命支持

延续生命支持（prolonged life support，PLS）重点在于脑保护、脑复苏及复苏后疾病的治疗（表18-11）。除了积极进行脑复苏外，还要严密监测心、肺、肝、肾、凝血及消化器官的功能，如果出现异常，立即采取针对性的治疗措施。

表 18-11 延续生命支持（PLS）

PLS	常用方法
脑复苏	利用降温、药物、高压氧疗等措施降低大脑氧耗，增加脑部供氧，促进脑细胞代谢，降低脑组织损伤，尽早恢复功能
维持循环、呼吸功能	● 评估血容量情况以指导输液，平衡体液，维持循环功能 ● 可继续利用呼吸机进行有效的人工呼吸，以期尽早恢复自主呼吸
其他	● 纠正酸中毒，监测尿量，防治肾衰竭 ● 积极治疗原发疾病，并做好防治感染等工作

老师，做好以上这些工作，何女士就能被救活了吗？

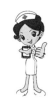

　　现场心肺复苏只是救治工作的第一步，后续的监测和治疗工作也很重要，比如要将引起心搏骤停的原因找到并解决，我们的护理工作还任重而道远。

（周　丹　凌杨青）

护考"120"

一、A₁型题（请从5个选项中选出1个最佳选项）

1．采用指压止血法为动脉出血伤员止血时，拇指压住的位置是（　　）

 A．近心端动脉   B．血管下方动脉   C．远心端动脉

 D．血管中部   E．近心端静脉

2．对大腿根部、腋窝、颈部等难以用一般加压包扎止血法的较大出血部位曾经采用（　　）

 A．止血带止血法   B．屈肢加垫止血法   C．加压包扎止血法

 D．压迫止血法   E．填塞止血法

3．包扎止血不能用的物品是（　　）

 A．绷带   B．三角巾   C．止血带

 D．麻绳   E．布条

4．上肢用止血带止血时，橡皮带应结扎于伤员上臂的（　　）

 A．上1/3   B．上1/2   C．上2/3

 D．上3/4   E．上3/5

5．病人王某，在车祸事故现场，内脏器官外露，面色苍白。此时护士正确操作是（　　）

 A．用清洁纱布覆盖，再回纳内脏器官   B．直接结扎内脏器官

 C．用清洁纱布覆盖，再用凹形容器扣在暴露器官上包扎 D．立即送往医院手术

 E．直接暴露内脏器官，不能随意移动病人

6．病人颈椎骨折时，下列固定操作错误的是（　　）

 A．为防止病人出现压疮，病人应侧卧   B．护士应给病人上颈托

 C．现场可用沙袋或衣物等替代颈托填塞头、颈部两侧

 D．病人应保持仰卧姿势，防止头部活动   E．保持颈部或腰部过伸状态

7. 下列关于包扎的用途有误的一项是（　　　）

　　A．固定敷料、夹板和受伤部位

　　B．保护伤口，减少感染和再受伤

　　C．减少出血，预防休克

　　D．保护内脏和血管、神经、肌腱等重要解剖结构，防止肿胀

　　E．减轻院内包扎工作任务

8. 关于包扎注意事项有误的一项是（　　　）

　　A．根据受伤部位选择合适的包扎材料和包扎方法，包扎前先消毒创面，预防创面感染

　　B．包扎时保持功能位置，使病人处于舒适的体位

　　C．包扎顺序由近心端到远心端，指端外露，经常观察血液循环情况及肢端感觉与运动功能

　　D．包扎松紧适宜，以包扎部位无活动性出血、远端动脉可触及搏动为准

　　E．骨隆突处或凹陷处（如乳房下、腋下、两指间）须垫衬垫

9. 结扎止血带时应做明显标记，并定时放松，放松间隔时间为（　　　）

　　A．10～30分钟　　　　　　B．30～60分钟　　　　　C．60～90分钟

　　D．90～120分钟　　　　　E．120～150分钟

10. 绷带包扎顺序原则上应为（　　　）

　　A．从上向下、从左向右、从远心端向近心端

　　B．从下向上、从右向左、从远心端向近心端

　　C．从下向上、从左向右、从远心端向近心端

　　D．从下向上、从左向右、从近心端向远心端

　　E．从上向下、从左向右、从近心端向远心端

11. 下列哪项不会引起心搏骤停（　　　）

　　A．遭遇雷击　　　　　　　B．急性心肌梗死　　　　　C．严重上呼吸道感染

　　D．严重低血钾　　　　　　E．青霉素过敏

12. 出现哪种征象就可确诊为心搏骤停（　　　）

　　A．呼吸断续、意识丧失　　　B．心音消失、血压不升

　　C．意识丧失、伴有抽搐　　　D．意识丧失、大动脉搏动消失

　　E．面色苍白、反射消失

13. 现场心肺复苏过程中，操作错误的是（　　　）

　　A．高声呼救，指定人员拨打急救电话

　　B．先进行胸外按压，再进行人工呼吸

　　C．按压频率100～120次/分，按压深度5～6cm

　　D．颈椎骨折病人开放气道采用仰面抬颏法

　　E．按压5个循环后进行评估，若未苏醒继续进行CPR

14．下列不是婴儿心肺复苏操作要点的是（　　　）

A．开放气道，头后仰呈60°　　　　　B．利用拍击足底判断有无意识

C．检查肱动脉判断有无脉搏　　　　　D．胸外按压定位在胸骨下1/2处

E．按压频率115次/分

15．有关口对口人工呼吸，不正确的是（　　　）

A．需要保持病人气道通畅　　　　　　B．吹入胃内的气体有利于复苏

C．成人每次吹气量500ml左右　　　　D．胸廓明显起伏是有效吹气的标志

E．操作者双唇紧贴病人口部，用力哈气至少1秒，防止漏气

16．判断心肺复苏成功的依据不包括（　　　）

A．颈动脉搏动恢复　　　　B．肢端回暖，面色转红润

C．缩小的瞳孔散大　　　　D．自主呼吸恢复

E．出现睫毛反射或眼球活动

二、A₂型题（请从5个选项中选出1个最佳选项）

17．王先生，65岁，因心搏骤停，经初步心肺复苏救治后，大动脉搏动和自主呼吸恢复，但意识仍旧模糊。下列处理最重要的是（　　　）

A．维持呼吸和循环功能　　　B．高压氧疗　　　　C．气管插管

D．呼吸机治疗　　　　　　　E．应用糖皮质激素

18．刘女士，46岁，因车祸导致呼吸、心搏骤停，胸部严重创伤，肋骨骨折。专业人员可采取的措施是（　　　）

A．胸外心脏按压　　　　B．口对口人工呼吸　　　C．开放气道

D．环甲膜穿刺　　　　　E．胸内心脏按压

19．吴先生，54岁，不慎触电后倒地，脱离电源后，呼叫无反应。判断病人心搏骤停最快捷的方法是（　　　）

A．观察瞳孔　　　　　B．触摸颈动脉　　　　C．测量血压

D．听心音　　　　　　E．看胸廓起伏

20．胡女士，47岁，青霉素过敏引起心搏骤停。护士为其实施心肺复苏，行胸外心脏按压时，错误的操作是（　　　）

A．按压胸骨下1/2处　　　B．按压定位：两乳头连线中点

C．按压至少5cm深　　　　D．按压30次后行人工呼吸2次

E．按压频率至少100次/分

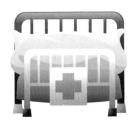

项目十九
危重病人的抢救与护理技术

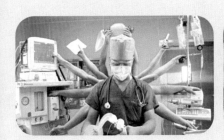

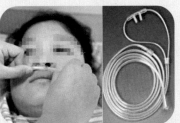

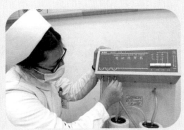

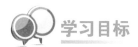

学习目标

◎ 掌握危重病人的支持性护理措施，吸氧、洗胃、吸痰、人工呼吸器的定义、目的及适应证，氧疗的概念、缺氧分类及程度、氧疗的种类、操作要点及注意事项，常用的洗胃溶液；

◎ 熟悉心电监护、电击除颤、洗胃、吸痰、简易呼吸器的操作要点和注意事项；

◎ 了解各种抢救装置的组成、常用有创血流动力学监测、呼吸机使用方法及使用呼吸机病人的护理。

 ## 学习任务

◎ 正确评估危重病人的病情，及时有效地组织、实施各项抢救工作，正确护理危重病人；

◎ 为需要的病人正确实施心电监护、直接监测中心静脉压和桡动脉血压、心脏电除颤、吸氧、洗胃、吸痰和使用呼吸机。

任务一　危重病人的监测与护理

病情严重随时可能发生生命危险的病人称为危重病人。对他们的抢救和护理是一项争分夺秒、严谨务实的工作，需要医护人员细致入微的观察能力和娴熟的抢救技能。

临床情境

实习护士小钟轮科至ICU，进科室第一天就被病房里复杂的机器、纷乱的数据、嘈杂的报警声以及脆弱的病人和病房外无助的家属给震慑住了。在意识到ICU护士救死扶伤的使命后，决心向带教老师虚心请教，掌握各项监测与护理技能。

如果你是小钟的带教老师，该如何为她设置ICU护士必备监测技能的学习任务？

针对危重病人，护士除了熟练掌握各项抢救技能外，还需熟知各类监测仪器设备的使用方法，密切监测病人的病情变化，及时抢救与护理。常用的监测和抢救技术见表19-1，危重病人的支持性护理见表19-2。

表 19-1 常用监测技术和除颤术

监测技术	操作要点
心电监护	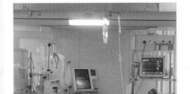**临床意义：** ● 及时发现和识别心律失常 ● 及时发现心肌缺血和心肌梗死 ● 通过心电图变化监测电解质改变 ● 观察起搏器的功能 **适应证：** ● 心肌病、心绞痛、心肌梗死、心律失常、心力衰竭、病态窦房结综合征等心脏疾病 ● 各类休克、严重电解质紊乱、慢性阻塞性肺疾病、呼吸衰竭等病人 ● 各类大手术后病人 **连接病人：** ● 皮肤准备：彻底清洁后擦干病人皮肤以增加毛细血管血流量，并去除皮肤油脂和皮屑 ● 心电监护仪准备：将电极导联和病人电缆相连，接通电源，设置各指标及上、下限报警参数 ● 安装心电导联：使用5个电极可同时监测Ⅰ、Ⅱ、Ⅲ、aVR、aVL、aVF和1个心前导联。右臂电极安放于右锁骨中线第1肋间；左臂电极安放于左锁骨中线第1肋间；右腿电极安放于右上腹；左腿电极安放于左上腹；胸部电极安放于胸骨左缘第4肋间 **监测要点：**监测心率、心律及判断心律失常的种类，还能监测呼吸、血压、血氧饱和度等指标
有创血流动力学监测	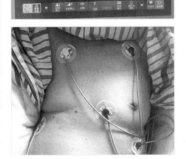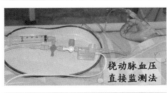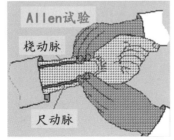**概述：** ● 有创血流动力学监测是经体表插入各类导管或监测探头到血管或心脏内，利用监测装置直接测定各项生理参数的方法 ● 具有常用的无创测量血压所没有的动态、精确监测血压的特点 ● 适用于创伤、休克、呼吸衰竭、心肺脑复苏或心、胸、脑外科复杂大手术后等血流动力学不稳定的危重病人

续表

监测技术	操作要点
有创血流动力学监测	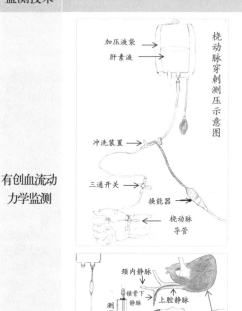 桡动脉穿刺测压示意图 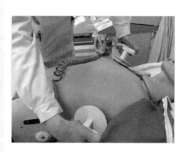 锁骨下静脉穿刺测量CVP示意图 **动脉血压直接监测法（常用桡动脉）：** ● Allen试验阴性者（尺动脉和桡动脉间侧支循环良好），行桡动脉穿刺后，将测压装置直接置于动脉中测压，可连续监测收缩压、舒张压及平均动脉压的动态变化 ● 需严格执行无菌操作，防止局部血肿、出血、血栓、感染等并发症 **中心静脉压（CVP）监测法：** ● 监测胸腔内上、下腔静脉的压力，主要经锁骨下静脉或颈内静脉将导管插入至上腔静脉，也可经股静脉插入至下腔静脉进行监测 ● CVP主要用来判断病人的血容量和心脏功能，其动态变化常用来指导循环衰竭病人进行安全输液 ● CVP正常值$5\sim12cmH_2O$（$0.49\sim1.18kPa$），小于$2\sim5cmH_2O$提示右心充盈不足或血容量不足，大于$15\sim20cmH_2O$提示右心功能不良
心脏电复律术（心脏电除颤）	● 心脏电复律术是利用除颤仪释放高能量电脉冲治疗异位性快速心律失常，使之转成窦性心律的方法。常用的有同步电复律和非同步电复律，室颤常用非同步电复律 ● 非同步电复律：确认室颤，打开电源开关，按下充电按钮，成人首次电除颤能量为$150\sim200J$（双相波）或360J（单相波）；在电极板上涂导电糊，一个电极置于胸骨右缘锁骨下方，另一个电极置于左腋中线第5肋间；嘱咐旁人离开床边，按下按钮进行除颤

老师，学会这些监测方法就可以护理重症病人了吗？

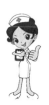

掌握这些监测技能是第一步，还需要结合你所学的护理知识和技能为病人提供全方位的支持性护理。

表 19-2 危重病人的支持性护理

支持性护理		护理要点
病情观察与记录	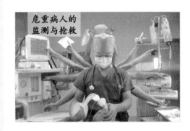	● 随时监测危重病人的生命"八征"：T（体温）、P（脉搏）、R（呼吸）、BP（血压）、C（意识）、A（瞳孔）、U（尿量）、S（皮肤粘膜）。密切观察病情的动态变化、酌情处理、及时记录 ● 若出现呼吸、心搏骤停等危急情况，立即处理，同时报告医生
保持呼吸道通畅	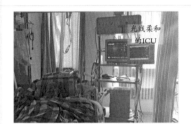	● 昏迷病人去枕平卧、头偏向一侧，及时清理呼吸道分泌物 ● 舌根后坠病人用舌钳拉出并固定，必要时置入口咽通气管 ● 人工气道病人及时湿化、吸痰，保持呼吸道通畅 ● 及时为意识清醒者翻身、叩背，鼓励病人咳嗽排痰，预防感染，改善通气功能
确保病人安全	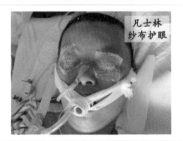	● 昏迷、谵妄病人适当使用保护用具保证其安全 ● 牙关紧闭、抽搐病人，用多层厚纱布包裹压舌板放于上下白齿之间，防止舌咬伤。 ● 室内光线柔和、避免噪声，以免强烈的声光刺激诱发病人抽搐
加强临床护理	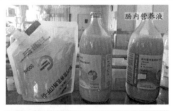 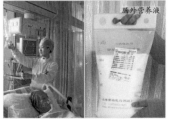	**加强基础护理：** ● 做好面部清洁，及时擦去病人眼、口、鼻部的分泌物。对于眼睑不能自行闭合者，涂以抗生素眼膏、覆盖凡士林纱布，以防止发生结膜炎、角膜溃疡等 ● 做好口腔护理，保持舒适，预防并发症 ● 加强皮肤护理，严防压疮等并发症 **补充营养和水分：** ● 设法增进病人食欲，不能自理者予以喂食 ● 不能进食病人做好鼻饲或肠外营养护理 ● 体液不足病人及时补充水分

续表

支持性护理	护理要点
加强临床护理	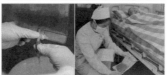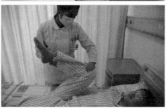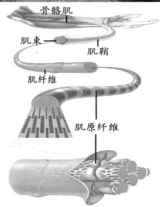 **维持排泄功能：** ● 保持大小便通畅 ● 排尿异常病人给予适当护理，必要时实施留置导尿 ● 便秘者可酌情给予缓泻药或灌肠 ● 大小便失禁者保持床单位整洁，必要时给予纸尿裤等，加强皮肤护理 **加强各种导管护理：** ● 加强留置导尿管、腹腔引流管、T管、胸腔闭式引流管、脑室引流管等各种引流管的护理 ● 护理要点：妥善固定，严防脱落；保持通畅，避免扭曲、受压、折叠、堵塞等；严格执行无菌操作，防止逆行性感染；及时观察引流液及全身情况；适时拔管，注意观察 **维持肢体功能：** 鼓励能活动的病人主动活动肢体，帮助不能活动的病人被动活动肌肉和关节，如全范围关节运动（ROM）、肌肉等长收缩与等张收缩等，促进康复；卧床时肢体必须保持功能位，预防足下垂等并发症 ● ROM是指根据每一特定关节可活动的范围来对此关节进行屈曲和伸展的运动，是维持关节可动性、防止关节僵硬的有效方法 ● 肌肉的等长收缩是肌肉在收缩过程中长度不变，不产生关节运动，但肌肉内部张力增加。是骨折后可最早实施的功能锻炼 ● 肌肉的等张收缩是肌肉在收缩的过程中张力不变，但长度改变（缩短或延长），引起关节活动。人类日常的活动多数属于等张收缩
提供心理护理	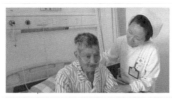 ● 及时鼓励、安慰、疏导病人，关注病人心理变化，给予关心和支持 ● 多采用非语言沟通方式与危重病人交流

（周　丹　汪　英）

任务二　氧气吸入疗法

氧气是人体进行新陈代谢的重要物质，是人体生命活动的第一需要。多种疾病可以导致机体缺氧，医护人员应根据病人的情况正确选择并实施各种氧疗，以改善病人的缺氧状况。

临床情境	胡女士，58岁，咳嗽、咳泡沫样痰17年，丈夫有吸烟史30年，常在卧室吸烟。最近一周城市空气质量指数连续超过200（重度污染），病人咳大量脓痰，并出现喘息、胸闷、严重呼吸困难与紫绀而住院治疗。查体：桶状胸，叩诊过清音；血气分析：pH 7.10，SaO_2 70%，PaO_2 40mmHg，$PaCO_2$ 75mmHg。诊断：慢性阻塞性肺疾病急性加重（AECOPD）、慢性呼吸衰竭（Ⅱ型）。

该病人是否缺氧？何种类型？如何为她实施氧疗？

一、缺氧和氧疗

（一）缺氧的原因

氧气是维持人体正常生命活动的重要物质，在空气中约占21%。当人体组织由于各种原因缺氧时，机体的代谢活动及其功能随之发生异常。根据原因不同，缺氧分为4类（表19-3）。

表 19-3 缺氧分类

缺氧分类	判断标准	常见疾病
低张性缺氧	吸入气体中氧分压过低；肺通气不足、气体弥散障碍；静脉血短路流入动脉而引起的缺氧	慢性阻塞性肺疾病、先天性心脏病如法洛四联症等
血液性缺氧	血红蛋白数量减少或性质改变	贫血、一氧化碳中毒、高铁血红蛋白血症等
循环性缺氧	组织血流量减少	心力衰竭、休克等
组织性缺氧	组织利用氧发生障碍导致缺氧	氰化物中毒等

（二）缺氧程度的判断

缺氧病人是否需要氧疗主要根据血气分析结果和临床表现综合判断（表19-4）。动脉血氧分压（PaO_2）是反映缺氧的敏感指标，是决定是否用氧的重要依据。动脉血二氧化碳分压（$PaCO_2$）是评价通气状态的指标，是决定以何种方式给氧的重要依据。各项指标的参考范围：PaO_2 80～100mmHg；$PaCO_2$ 35～45mmHg；动脉血氧饱和度（SaO_2）

171

95%～100%。一般情况下，当病人PaO_2低于50mmHg（6.67kPa）时应给予吸氧。

表 19-4　缺氧程度判断

缺氧程度	临床表现	血气分析		
		SaO_2(%)	PaO_2 [mmHg（kPa）]	$PaCO_2$ [mmHg（kPa）]
轻度	神志清，轻度发绀	>80	50～70（6.67～9.33）	>50（>6.67）
中度	神志清或烦躁，明显发绀，呼吸困难	60～80	35～50（4.67～6.67）	>70（>9.33）
重度	嗜睡或昏迷，严重发绀，三凹征明显	<60	<35（<4.67）	>90（>12）

（三）氧疗的种类

氧气吸入疗法（简称氧疗）是通过供给病人氧气，提高PaO_2和SaO_2，预防和纠正缺氧，维持正常生命活动的治疗方法。这是临床最常用的急救技术之一。临床根据吸入氧气的浓度（氧流量）将氧疗分为4类（表19-5）。吸氧浓度（%）=21+4×氧流量（L/min）。

表 19-5　氧疗种类

氧疗种类	吸氧浓度	适用疾病
低浓度氧疗	<40%	应用于低氧血症伴二氧化碳潴留者，如慢性阻塞性肺疾病、慢性呼吸衰竭
中等浓度氧疗	40%～60%	肺水肿、心肌梗死、休克等
高浓度氧疗	>60%	单纯缺氧无二氧化碳潴留的病人，如急性呼吸窘迫综合征（ARDS）、心肺复苏后的进一步生命支持阶段等
高压氧疗	纯氧	用于治疗一氧化碳等有害气体中毒、脑血栓、脑出血、糖尿病坏疽等

二、供氧装置和常用吸氧方法

（一）各种供氧装置

医院常用供氧装置有中心管道、氧气筒与氧气表、氧气袋（氧气枕）等（表19-6）。

表 19-6　常用供氧装置

供氧装置	组成及其作用
中心管道 供氧装置	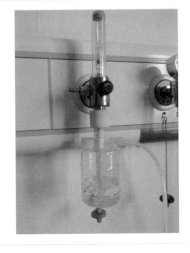 <ul><li>医院中心供氧站通过专用管道，将氧气输送到各病区（护理单元）</li><li>操作简便、安全实用，为目前多数医院最常用的供氧装置</li></ul>
氧气筒及 氧气表装置	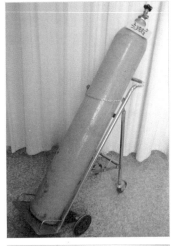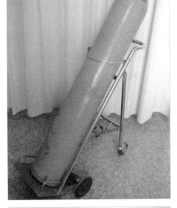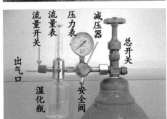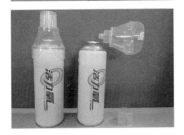 **氧气筒：**是贮存和运输氧气的、无缝钢管制成的圆柱形高压容器<ul><li>总开关：在氧气筒顶部，控制氧气流出</li><li>气门：在氧气筒顶部的侧面，与氧气表连接可将筒中的氧气输出</li></ul>**氧气表：**<ul><li>压力表：测知氧气筒内压力，单位是MPa（兆帕）或kg/cm^2（1MPa相当于10kg/cm^2）</li><li>减压器：降低来自筒内氧气的压力至2～3 kg/cm^2</li><li>安全阀：能使过多的氧气由四周小孔流出，保证用氧安全</li><li>流量开关及流量表：控制与测量氧气每分钟的流出量，单位是L/min，一般以浮标上端平面所指刻度读数为标准（圆球形浮标在中间）</li><li>湿化瓶：湿化氧气，避免刺激呼吸道黏膜</li></ul>**小容量氧气瓶或家用便携式氧气瓶：**适用于救护车上和慢性缺氧病人家庭用氧，便携式氧气瓶也用于各种氧保健

续表

供氧装置	组成及其作用
氧气袋（氧气枕）	<ul><li>氧气袋是一个长方形橡胶袋，一角有导管与枕内相通，导管上有调节器</li><li>氧气袋平时须处于充盈状态，以利于抢救突发意外病人或转运病人时短时用氧</li><li>新氧气袋内置滑石粉，用之前必须反复冲洗干净，以防引起吸入性肺炎甚至窒息等严重后果</li></ul>
高压氧舱	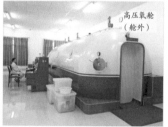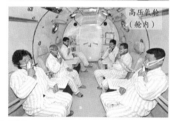<ul><li>高压氧舱是一个密闭圆筒，治疗时舱体内压力可达1.2~3.0个大气压。舱外医生通过观察窗和对讲器可与病人联系。大型氧舱可同时供十多人至数十人氧疗</li><li>严格遵守操作规程：严格把握适应证和禁忌证；氧疗前后需经加压及减压程序，教会病人做鼓气调压动作以防耳痛；严禁携带火种、火源、易燃易爆、易挥发物品及电动电子产品入舱；进舱前不宜进食过饱或进食易胀气的食物，排空大小便；清洁全身并更换纯棉衣裤后才可入舱；舱内严禁梳头等可能引起静电的动作</li></ul>

（二）常用吸氧方法

医院常用吸氧方法有双侧鼻氧管法、单侧鼻塞法等（表19-7）。

表 19-7　常用吸氧方法

吸氧方法	特点及适用范围
双侧鼻氧管法	<ul><li>刺激性小，长期使用病人无不适</li><li>目前广泛用于临床</li></ul>
单侧鼻塞法	<ul><li>鼻塞大小以塞住鼻孔为宜，对鼻黏膜刺激性小，两侧鼻孔交替使用，病人易于接受，适宜长期吸氧者</li><li>张口呼吸或鼻腔堵塞者氧疗效果差</li></ul>

续表

吸氧方法	特点及适用范围
单侧鼻导管法	<ul><li>虽节省氧气但刺激鼻腔黏膜，病人治疗依从性差，故目前少用</li><li>插管前先测量长度（鼻尖至耳垂的2/3），再轻轻插入</li></ul>
面罩法	<ul><li>适用于氧分压明显下降且张口呼吸的危重病人</li><li>氧流量6～8L/min</li><li>将面罩固定于病人口鼻部，故易影响病人饮食、说话等活动</li></ul>
头罩法	<ul><li>适用于新生儿、婴幼儿供氧</li><li>将氧气接于进孔上，通过开闭头罩顶板上通气孔数量，调节头罩内氧气浓度，长期给氧也不会导致氧中毒</li><li>患儿头部置于头罩内，无刺激性，且通过透明头罩易于观察病情变化</li></ul>
氧气帐法	<ul><li>仅用于烧伤病人和新生儿救治</li><li>病人头、胸部置于氧气帐内</li></ul>

三、氧气吸入技术

使用各种供氧装置和吸氧方法的操作技术略有区别。目前临床最常用中心供氧装置和一次性鼻氧管（双侧）吸氧，操作流程见表19-8；但在社区卫生服务中心或服务站，氧气筒仍广泛使用，氧气筒及一次性鼻氧管（单侧鼻塞）吸氧操作流程见表19-9。

表 19-8　双侧鼻氧管吸氧法（中心供氧）

操作流程	操作要点
操作前准备	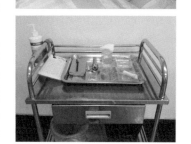 **评估病人：** 评估病人缺氧程度及通气状况、合作程度及心理状态、鼻腔有无异常 **环境准备：** 安静、整洁，病房内无明火及热源 **护士准备：** 着装整洁，规范洗手（必要时修剪指甲），戴口罩 **用物准备：** ● 治疗车上层放治疗盘，盘内放一次性使用鼻氧管（双侧）、棉签、流量表、湿化瓶内盛1/3～1/2灭菌蒸馏水（肺水肿病人用20%～30%乙醇溶液）、纱布包裹通气管、（一次性）治疗碗内盛冷开水、用氧记录单及笔 ● 治疗车旁挂免水洗抗菌洗手液 ● 治疗车下层放感染性医疗垃圾桶和非感染性医疗垃圾桶
操作过程	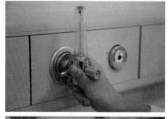 **核对解释：** 备齐用物携至病人床旁，双向核对床号、姓名，查看腕带上住院号等信息并解释，取得病人配合 **清洁鼻腔：** 棉签蘸水清洁双侧鼻腔，再次观察病人鼻腔及通气状况 **装表连接：** 将流量表插入床头设备带上的氧气专用插口→装上通气管和湿化瓶→试开流量表检查氧气流出通畅→再次检查并连接吸氧管于流量表→根据病情调节氧流量 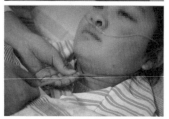 **湿润插管：** ● 鼻塞蘸水检查通畅并湿润 ● 将双侧鼻塞轻轻插入鼻孔约1cm，再将导管绕过耳后固定于下颌处，松紧合适 **安全宣教：** 见表19-9

续表

操作流程		操作要点
操作后续工作	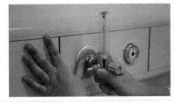	**整理记录：**整理床单位；洗手，记录用氧时间及氧流量，签名
		用物处理：鼻塞及吸氧管道、湿化瓶及湿化液每日更换并消毒，以防交叉感染
		停氧整理： • 核对病人身份、确认缺氧改善→摘下鼻塞、擦净鼻腔分泌物→关流量表→分离鼻氧管弃去→卸下湿化瓶及通气管于治疗车下层→取下流量表，封盖设备带氧气端口 • 协助病人取舒适卧位，整理床单位，洗手 • 用物按院感要求分类处理

表 19-9　单侧鼻塞吸氧法（氧气筒供氧）

操作流程		操作要点
操作前准备	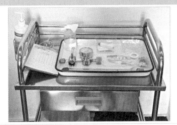	**病人、环境、护士准备：**同双侧鼻氧管吸氧法
		用物准备： • 一次性使用鼻氧管（单侧鼻塞）、氧气表、胶布 • 其他同双侧鼻氧管吸氧法
操作过程	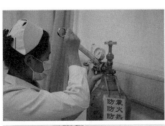	**核对解释：**同双侧鼻氧管吸氧法
		清洁鼻腔：棉签蘸水清洁通畅侧鼻腔，备胶布2条
	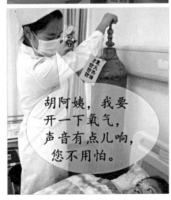	**装表连接：** • 与病人充分沟通，打开氧气筒总开关吹尘后迅速关闭（防止灰尘进入氧气表及病人呼吸道），然后将氧气表接口正对气门，用手初步旋紧螺帽，略向后倾斜氧气表，用扳手旋紧使流量表垂直于地面 • 连接通气管，装上湿化瓶 • 关闭流量开关，打开总开关，确认无漏气

续表

操作流程	操作要点
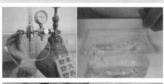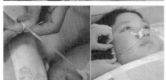操作过程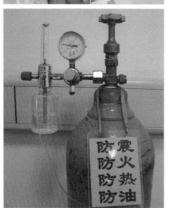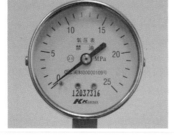	**调节流量：** • 再次检查一次性鼻氧管，将其连接于氧气表 • 根据病情调节氧流量 • 置鼻塞于水中使其湿润并确认氧气流出通畅 **插管固定：**将鼻塞轻轻插入清洁侧鼻孔，用一条胶布交叉固定于鼻翼，另一条胶布"Ω"形固定于面颊部 **安全宣教：** • 告知病人和家属勿自行调节氧流量 • 确保用氧安全，严格做到"四防"：防震——避免倾倒、撞击；防火——距火源至少5m（如避免在病房内吸烟等）；防热——距热源1m以上；防油——氧气表及螺旋口上不涂油，不用带油的手接触吸氧用物 • 避免吸氧管道受压等，保证通畅 **巡视观察：** • 保持吸氧管道及气道通畅，观察用氧装置是否完好，密切观察缺氧状况有无改善，确保有效吸氧 • 氧气压力表指针若降至5kg/cm² （0.5MPa）时不可再用（防止灰尘进入氧气筒致下次充气时有爆炸危险）
操作后续工作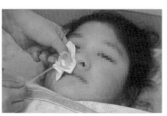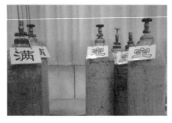	**停用氧气：**带氧拔出鼻塞，用纱布擦净鼻部→关闭总开关→分离鼻氧管，弃去→卸下湿化瓶及通气管→放余气、关流量表→卸下氧气表 **安全用氧：** • 使用氧气前，须先调流量后使用；停用氧气时，先拔管再关闭氧气开关；中途改变流量时，先分离鼻氧管，调节好流量后再连接使用，以防高压气流损伤肺组织 • 未用的氧气筒挂"满"标志，用尽的氧气筒挂"空"标志，并分开存放，以防急用时搬错 **整理消毒：**同双侧鼻氧管吸氧法

老师，氧气既然对人的生命和健康这么重要，是不是多多益善呀？

四、氧疗的并发症

正确的氧疗可以提高血氧分压、纠正缺氧。但若用氧不当，除了可致无效吸氧、呼吸道黏膜干燥、肺组织损伤等不良后果外，还可导致氧中毒、肺不张、呼吸抑制、早产儿眼晶状体后纤维组织增生等严重并发症（表19-10）。

表 19-10　氧疗常见并发症

氧疗并发症	临床表现	原因及发生机制	预防措施
氧中毒	恶心、烦躁不安、面色苍白、干咳、胸痛、进行性呼吸困难等	吸氧浓度过高且时间过长可致氧中毒，其程度主要取决于吸入气的氧分压及吸入时间	避免长时间高浓度氧气吸入，氧浓度25%~40%吸入较安全
肺不张	烦躁、胸闷、气急、呼吸困难、紫绀、昏迷等	吸入高浓度氧气的同时发生支气管堵塞，肺泡内的氧气被肺循环血流吸收	控制吸氧浓度，促进排痰
呼吸抑制（二氧化碳麻醉）	神志模糊、嗜睡、面色潮红，呼吸浅、慢、弱，皮肤湿润，严重者可致呼吸停止	Ⅱ型呼吸衰竭病人（低氧血症伴二氧化碳潴留）的呼吸中枢兴奋性主要靠缺氧维持，对二氧化碳刺激已不敏感。吸入高浓度氧气时，解除了缺氧对呼吸中枢的刺激作用，导致呼吸抑制、二氧化碳麻醉	Ⅱ型呼吸衰竭病人必须低浓度、低流量持续吸氧（氧流量控制在1~2L/min），动态监测血气分析，避免病人及家属擅自调大氧流量
眼晶状体后纤维组织增生	继发性白内障及青光眼、斜视、弱视，最后出现不可逆的失明	暖箱中低体重的早产儿吸入氧气浓度过高→患儿视网膜血管收缩→视网膜纤维化→视网膜变性、剥离	暖箱中的氧浓度必须低于40%

（裴利华　张海萍）

任务三　洗胃技术

急诊科抢救中毒等病人时，洗胃是最重要的抢救措施之一。护士必须严格遵守操作规程，密切观察病情，确保病人安全、舒适。

临床情境

熊女士，47岁，因与家人争执而服药自尽（药名不详），4小时后才被发现，送来急诊抢救。医嘱：洗胃、心电监护……

护士如何帮助病人洗胃？洗胃时应注意哪些问题？

洗胃是指将一定成分的液体灌入胃腔内，混和胃内容物后再抽出，如此反复多次。洗胃目的：①清除胃内未被吸收的毒物：抢救急性中毒，如吞服有机磷、生物碱、巴比妥类药物等；②减轻胃黏膜充血水肿：清除幽门梗阻病人胃内滞留食物；③为手术或某些检查做准备：如食管下段、胃部、十二指肠手术前准备。护士应根据病人的病情、年龄及洗胃设备特性等选择洗胃方法和洗胃溶液（表19-11和表19-12），电动洗胃机洗胃方法见表19-13。

```
                    常用洗胃法
        ┌───────────────┴───────────────┐
     口服催吐法                      胃管洗胃法
  ┌───────┬───────────┬───────────┬───────────┐
全自动      电动洗胃机   电动吸引器    注洗器       漏斗胃管
洗胃机洗胃法  洗胃法      洗胃法       洗胃法       洗胃法
```

表 19-11　洗胃方法

洗胃法	适用范围及特点
口服催吐法	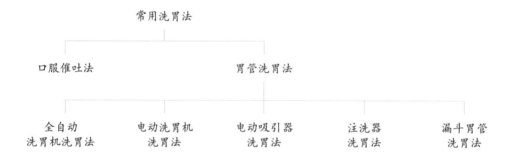 ● 反复自饮一定量的洗胃液后催吐，以达到排除胃内容物，减轻毒物吸收的目的 ● 适用于神志清醒且能合作的病人（如误服毒物或作态性自杀者等），催吐时机越早效果越好

续表

洗胃法		适用范围及特点
全自动洗胃机洗胃法	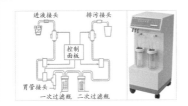	● 全自动洗胃机的动力是由气泵产生的气体提供正压和负压，完成向胃内注水与吸水的洗胃过程，自动、迅速、彻底地吸出胃内容物 ● 操作简便、安全可靠，临床最常用于多数不能口服催吐的中毒病人紧急排毒
电动洗胃机洗胃法	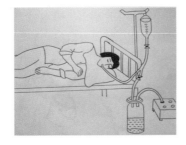	● 电动洗胃机采用电磁泵作为冲液和吸液的动力源，利用电路控制冲泵和冲阀、吸泵和吸阀，以完成冲液、吸液两个洗胃过程 ● 操作方法简便、洗胃效率高，临床较常用
电动吸引器洗胃法	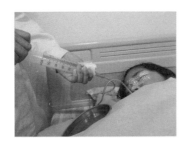	● 利用负压吸引原理进行洗胃的一种方法，吸引负压至少13.3kPa（100mmHg） ● 需手动调节液体进出胃，洗胃效率较低，临床已基本不用
注洗器洗胃法	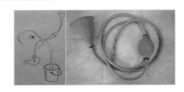	● 将注洗器连接胃管进行洗胃的一种方法（先吸后冲） ● 适用于小儿、幽门梗阻、胃瘫和胃部手术前、后病人 ● 宜在饭后4~6小时或空腹时洗胃，并记录胃内潴留量
漏斗胃管洗胃法		● 利用虹吸原理进行洗胃的一种方法 ● 洗胃效率低，临床已弃用

表 19-12　常用洗胃溶液及其用途

洗胃溶液	用途	注意事项
温开水、生理盐水	毒物不明时可选用	温开水温度不宜过高，一旦明确毒物立即改用相应的洗胃溶液

续表

洗胃溶液	用途	注意事项
2%～4%碳酸氢钠溶液	敌敌畏、1059、1605、4049等有机磷农药中毒	敌百虫中毒时禁用，否则可分解出毒性更强的物质
1:15000～1:20000高锰酸钾溶液	敌敌畏、敌百虫（美曲膦酯），巴比妥类（安眠药），磷化锌（灭鼠药）及氰化物中毒等	• 1059、1605、4049中毒时禁用，否则可氧化成毒性更强的物质 • 硫酸镁可抑制心血管和神经系统，故巴比妥类药物中毒者禁用硫酸镁导泻，可用硫酸钠 • 磷化锌中毒者还可用0.1%硫酸铜洗胃，可使其成为无毒的磷化铜沉淀；磷化锌易溶于油类物质，故忌用脂肪性食物，以免促使溶解、加重中毒
蛋清、牛奶	酸、碱性毒物中毒时可选用	蛋清和牛奶为胃黏膜保护剂，对强酸、强碱中毒禁忌洗胃者，可减轻毒物对胃黏膜的腐蚀，防止洗胃导致穿孔
3%过氧化氢	氰化物、磷及高锰酸钾中毒	对黏膜有刺激性，易引起胃胀

如果经毒物鉴定，熊女士服用的毒物是敌百虫，请同学们选择合适的洗胃溶液与方法为熊女士洗胃。

表 19-13　电动洗胃机洗胃

操作流程	操作要点
操作前准备	**评估病人：** • 评估病人中毒情况（毒物性质、量、中毒途径及时间等）、意识状态、生命体征、瞳孔变化、心理状态、合作程度 • 吞服强酸、强碱等腐蚀性药物者禁忌洗胃，以免穿孔；消化道溃疡、食管阻塞、食管静脉曲张、胃癌等病人不宜洗胃；昏迷病人洗胃需谨慎 **环境准备：**安静、整洁、宽敞、明亮 **护士准备：**着装整洁，规范洗手，戴口罩及清洁手套

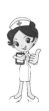

续表

操作流程	操作要点
操作前准备	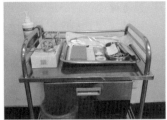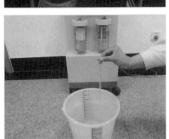**用物准备：** ● 电动洗胃机及配套用物 ● 洗胃液10 000~20 000 ml（根据毒物性质选择、配制），温度35℃~38℃ ● 治疗车上层放治疗盘，盘内放弯盘、一次性胃管、压舌板、棉签、治疗巾、胶布、石蜡油、纱布、手电筒、水温计，盘外放清洁手套及听诊器，必要时备张口器、牙垫、舌钳 ● 治疗车旁挂免水洗抗菌洗手液 ● 治疗车下层放感染性和非感染性医疗垃圾桶、水桶
操作过程	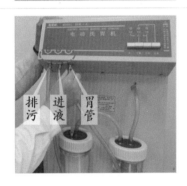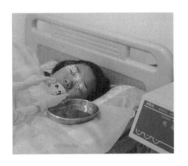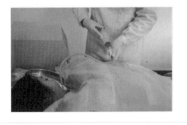**核对解释：**携用物至床旁，双向核对床号、姓名，查看腕带上门诊号（或住院号）等信息，并向家属或病人解释操作目的及配合方法 **连管调试：**连接电动洗胃机各管道并开机调试，污物桶放于床旁合适位置 **安置体位：** ● 协助病人取合适体位：中毒较轻者取坐位或半坐位；中毒较重者取左侧卧位（可减慢毒物的排空）；昏迷者去枕仰卧、头偏向一侧 ● 戴清洁手套，铺治疗巾，置弯盘于口角旁，有活动假牙者取出，置牙垫 ● 昏迷病人可用开口器撑开颊部后置牙垫；如有舌后坠，用舌钳将舌拉出；需建立人工气道者应先行气管插管 **插管固定：**测量并读取插入深度，石蜡油润滑胃管前端，轻、稳、快地由口腔（不合作者由鼻腔）插入55~70cm，证实胃管在胃内，留取抽出的胃内容物标本并迅速送检，固定胃管

续表

操作流程	操作要点
操作过程	**反复灌洗：** • 连接胃管与洗胃机，按"手吸"键吸净胃内容物，再按"手冲"键 • 按"自控"键，机器即开始对胃进行自动冲洗，直至洗出液澄清无味 • 若水流缓慢甚至不流，可交替按"手冲"和"手吸"键数次，直至管道通畅，再按"手吸"、"手冲"和"自控"键恢复自动洗胃 • 每次洗胃灌入量300~500ml。过多可引起窒息和急性胃扩张等，后者可增加毒物吸收甚至反射性心跳骤停；过少则不利于彻底洗胃，且延长洗胃时间 • 洗胃过程中应随时观察灌入量与洗出量是否相等，上腹部是否膨隆，病人的意识、瞳孔、生命体征及面色等变化，必要时停止洗胃、采取急救措施 **停机拔管：** • 待洗出液澄清无味后，于洗胃机处于出液状态时，按"手吸"键吸尽胃内容物，最后按"关机"键停止洗胃 • 反折胃管末端，于吸气末迅速拔出胃管 • 协助病人漱口、洗脸，必要时更衣 • 整理床单位，清理用物
操作后续工作	**用物处理：** • 洗胃机处理：①清洗管道：将药管、胃管、污管同时放在清水中，按"自控"键清洗管腔，反复冲洗后将三管同时提出水面，至水排尽后停机；②消毒洗胃机管道，方法同上，以消毒液替换清水即可；③再次同上法清水冲洗管道；④拆下3根管道和2个过滤瓶，浸泡于消毒液中；⑤水桶清洗后浸泡消毒 • 其他用物按院感要求分类处理，脱手套、规范洗手、脱口罩 • 记录灌洗液名称及量，洗出液的量、颜色、气味、性质，病人的反应

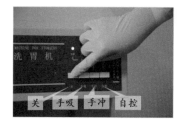

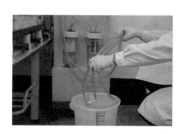

老师，这个病人服毒已经4个小时了，为什么还要给她洗胃？

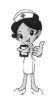

洗胃是抢救服毒者生命的关键。一般服毒者要在6小时内迅速、彻底洗胃。超过6小时者，也要争取尽可能洗胃，同时配合活性炭吸附、导泻等措施，以便彻底清除胃肠道毒物。

(俞志文)

任务四　吸痰技术

呼吸道感染等病人可产生大量痰液，造成呼吸道堵塞，且痰中有成千上万的病菌，因此要及时、有效地排出痰液。能自行排痰者鼓励并协助排痰，若病人无法自行排痰则需护士帮助病人吸出痰液。

临床情境

周女士，35岁，颅脑外伤后处于昏迷期，呼吸道内有大量黏稠的痰液不能自行咳出，呼吸困难、面色紫绀，肺部听诊痰鸣音明显，SaO_2 65%。

护士如何帮助病人保持呼吸道通畅？操作过程中应注意什么？痰液黏稠该如何处理？

吸痰法是利用负压吸引的原理，用吸痰管经口、鼻、气管或人工气道吸出分泌物或误吸的呕吐物，保持呼吸道通畅，以预防病人发生吸入性肺炎、窒息等并发症的一种方法。临床上常用于危重、昏迷、年老体弱、气管切开、全麻未清醒等病人。临床可根据病人病情等通过不同途径吸痰，常用的口鼻腔吸痰操作要点见表19-14。

表 19-14 口鼻腔吸痰法

操作流程	操作要点
操作前准备	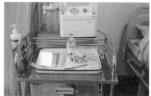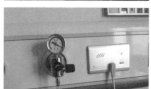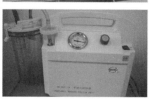**评估病人：** • 评估病人呼吸型态、有无痰鸣音、是否发绀、血氧饱和度，以及痰液黏稠度、量和所在部位、病人口鼻腔黏膜及人工气道情况等 • 必要时先雾化吸入或拍背、鼓励病人排痰，效果不佳者准备吸痰 **环境准备：**安静、整洁、宽敞，方便操作，空气流通 **护士准备：**着装整洁，规范洗手（必要时修剪指甲），戴口罩，戴听诊器 **用物准备：** • 治疗车上层放治疗盘，内置一次性无菌换药碗一包（2个）、一次性无菌吸痰管（成人12～14Fr、小儿8～12Fr）数根、无菌手套、治疗巾、无菌生理盐水250ml，必要时备清洁手套 • 治疗车旁挂免水洗抗菌洗手液，床旁挂无菌空瓶或消毒液瓶 • 治疗车下层放感染性医疗垃圾桶和非感染性医疗垃圾桶 **吸痰装置：** • 中心吸引装置：是目前多数医院最常用的负压吸引装置，使用时仅需备压力表、贮液瓶和连接管两根，正确连接、打开压力表、连接吸痰管即可吸痰 • 电动负压吸引器：主要由马达、偏心轮、气体过滤器、压力表、贮液瓶（和安全瓶）、连接管等组成，正确连接，保持密闭即可负压吸引
操作过程	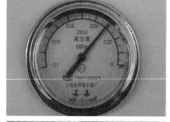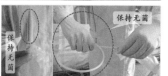**评估解释：** • 再次确认病人身份，解释吸痰目的以取得配合，取下活动假牙，将病人的头转向操作者，颌下铺治疗巾 • 必要时调高氧流量 **调节负压：** • 电动负压吸引器吸痰：接通并打开电源，折叠或堵住连接管，调节负压，一般成人150~200mmHg（0.02~0.027MPa，即20~26.7KPa），小儿<150 mmHg（20KPa） • 中心吸引装置吸痰：取出连接管，连接压力表和贮液瓶并妥善放置；打开床头设备带的负压吸引端口，插入压力表，调节负压 **倒液连管：** • 正确打开无菌换药碗，倒无菌生理盐水于碗内 • 按无菌要求撕开吸痰管包装约5cm，暴露负压控制接口，将吸痰管压于治疗盘下（保持接口无菌），右手戴无菌手套，必要时双手先戴清洁手套

续表

操作流程	操作要点
操作过程	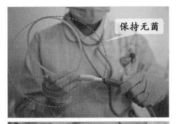 • 正确连接吸痰管与负压吸引器的连接管，抽出吸痰管，吸痰管和右手保持无菌 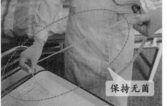 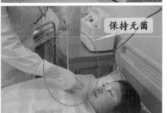 • 左手打开吸引器开关，生理盐水试吸、通畅，右手持吸痰管前端，轻轻插入鼻腔，再用左手堵住吸痰管的空气进口，从深部向上提拉，左右旋转，间歇吸引，吸尽鼻咽部分泌物，每次吸痰时间5～8秒，不能超过15秒 • 每次导管退出后，均须用生理盐水冲洗导管以防堵塞 • 必要时更换吸痰管，经口腔吸尽咽部分泌物 • 吸痰后擦净病人面部分泌物，观察吸痰前后呼吸频率等改变 • 对于痰液黏稠的病人，可缓慢滴入生理盐水或化痰药物，也可雾化吸入，以稀释痰液便于吸出
操作后续工作	**观察处置：** • 吸痰结束后，关闭吸引器开关，反转脱下手套包裹吸痰管，将其丢弃于感染性医疗垃圾桶，并将连接管插入床旁无菌瓶内 • 再次评估病人痰鸣音、呼吸型态、面色等，整理床单位及用物，协助病人取舒适体位 • 观察吸出物的性质、颜色、量等，做好记录 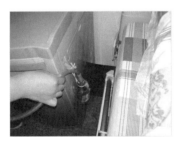 • 严格执行无菌操作（尤其是人工气道吸痰），吸痰盘内用物每班更换消毒，吸痰管、换药碗、手套及生理盐水每次更换；电动吸引器的贮液瓶应及时倾倒，液面不超过2/3，每天浸泡消毒

（裴华利）

任务五　人工呼吸器使用技术

在实施心肺脑复苏术时，若以人工呼吸器代替口对口人工呼吸，可大大提高通气的效率和效果，是急救过程中简单、方便、快速又有效的人工通气方法，临床常用简易呼吸器和人工呼吸机两种。

临床情境

突然倒地的何女士，被偶遇的"你"采用现场心肺复苏术救治成功后，在救护车送往医院途中又出现了呼吸停止

"120"院前急救人员如何帮助病人维持呼吸功能？

一、简易呼吸器的使用

简易呼吸器又称呼吸气（球）囊，主要应用于病人的转运和现场急救中，使用方法见表19-15。

表 19-15　简易呼吸器的使用

简易呼吸器	具体内容和要求
基本结构	包括自膨性呼吸囊，无重复呼吸活瓣、自膨性呼吸囊再充气活瓣、PEEP活瓣，储氧袋，面罩和供氧装置
使用方法	**核对检查：**核对病人信息，（跟家属）解释，取得合作；检查呼吸囊的外观、气密性、充气阀和贮气装置、呼气排出通道的功能是否良好 **安置体位：**病人平卧，头后仰，打开呼吸道，呼吸道内有异物者及时清除 **接通氧气：**连接吸氧导管，成人调节氧流量至10～15L/min，充满贮氧袋 **紧扣面罩：**操作者一手以"CE"手法将面罩扣住病人口鼻，使其与面部紧密接触以防漏气，同时将下颌上抬，开放气道 **挤压气囊：**操作者另一手挤压呼吸球囊，频率为10～12次/分（高级气道建立后8～10次/分），潮气量500～600ml，吸呼时比为1：1.5～1：2.0，婴幼儿以胸廓隆起为宜。呼气时面罩不离开病人，若病人出现自主呼吸，应同步挤压呼吸球囊

二、呼吸机的使用

呼吸机在现代危重疾病的抢救和治疗中发挥着巨大作用，为呼吸支持提供了有效手段。呼吸机的工作原理：通过呼吸道开口（口腔、鼻腔、气管插管或气管切开）加压输入高于肺泡压的气体入肺即吸气，解除压力后气体自动排出体外即呼气，以帮助病人进行被动呼吸，保证氧气供给。

（一）呼吸机的使用方法

呼吸机有定压型、定容型和混合型等多种类型，基本操作步骤见表19-16。

表 19-16　呼吸机的使用

呼吸机	使用要点
适应证	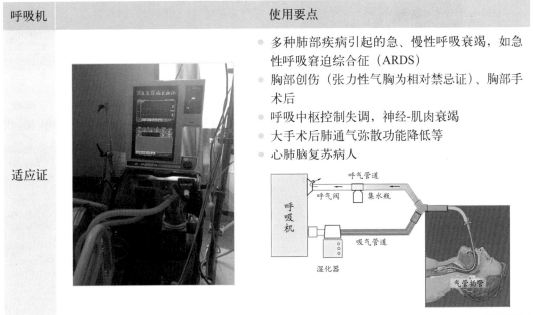· 多种肺部疾病引起的急、慢性呼吸衰竭，如急性呼吸窘迫综合征（ARDS） · 胸部创伤（张力性气胸为相对禁忌证）、胸部手术后 · 呼吸中枢控制失调，神经-肌肉衰竭 · 大手术后肺通气弥散功能降低等 · 心肺脑复苏病人

呼吸机	使用要点
操作要点	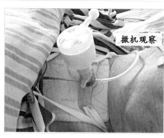 • 连机检查：与氧气装置相连接，打开电源，连接导管，打开开关，检查机器运转情况及有无漏气 • 调节通气方式及参数 • 湿化气道：湿化器内装蒸馏水，温度调节在 32℃～35℃ • 连接病人：将模拟肺与呼吸机连接，试行通气，确认呼吸机工作正常后与病人气道连接 • 上机护理：随时监测病情与呼吸机运转情况；及时清理呼吸道，定时翻身、叩背、吸痰等促进痰液排出，保持气道通畅；设备定期消毒检查、保养维修，预防院内感染 • 观察记录：记录呼吸机使用参数、时间及病人情况
参数设置	• 潮气量（Vt）：8～10ml/kg • 每分钟通气量（VE）：6～8L/min • 呼吸频率（R）：10～16次/分 • 吸/呼比值（I/E）：1：1.5～1：2.0 • 吸气压力（Pinsp）：成人12～20cmH$_2$O，小儿8～20cmH$_2$O，可根据潮气量调节，临床常用20～30cmH$_2$O • 呼气末正压（PEEP）：3～5cmH$_2$O • 供氧浓度（FiO$_2$）：40%～50%，不宜超过60%
撤机方法	• 撤机条件：FiO$_2$<30%；血气分析正常，自主呼吸强，呼吸频率<25次/分 • 循序渐进撤机：撤机前做好心理护理，逐渐减少呼吸机通气量，预防病人对呼吸机的依赖，恢复自主呼吸功能 • 撤机程序：遵医嘱执行，分离面罩或导管，留管观察或拔管，给予吸氧；关闭呼吸机、切断电源

（二）使用呼吸机病人的护理

1. 经常向湿化器内添加蒸馏水，使之保持在所需刻度处。

2. 始终保持集水瓶在低位，随时倾倒瓶内积水，避免反流入呼吸机或气管内。

3. 湿化器避免温度过低使呼吸道黏膜干燥，避免温度过高烫伤病人呼吸道黏膜。

4. 每日冲洗压缩机上的过滤网，每周更换呼吸机管道。

5. 特殊感染病人使用一次性呼吸机管道，充分消毒感染病人使用的硅胶管道。

6. 密切观察病情，及时发现并处理继发感染、气压伤、通气不足（呼吸性酸中毒）或通气过度（呼吸性碱中毒）、呼吸机依赖等并发症。

（周　丹　汪　英）

护考"120"

一、A₁型题（请从5个选项中选出1个最佳选项）

1. 下列哪项不属于心电监护的临床意义（　　）

　　A. 及时发现心肌梗死　　　　B. 及时治疗心律失常　　　C. 及时识别心律失常

　　D. 观察起搏器功能　　　　　E. 监测血电解质改变

2. 安装心电监护仪导联时，下列操作错误的是（　　）

　　A. 右臂电极安放于右侧锁骨下　　　　　B. 左臂电极安放于左侧锁骨下

　　C. 右腿电极安放于右腿根部　　　　　　D. 左腿电极安放于左上腹

　　E. 胸部电极安放于胸骨左缘第4肋间

3. 为病人执行有创动脉血压监测技术时，下列操作错误的是（　　）

　　A. Allen试验阳性者才可行桡动脉穿刺监测动脉血压

　　B. 可连续监测收缩压、舒张压及平均动脉压的动态变化

　　C. 需要严格执行无菌操作

　　D. 常用于创伤、休克、心衰等危重病人

　　E. 测压过程中预防出血、血栓等并发症

4. 为幽门梗阻病人洗胃时间应选在（　　）

　　A. 饭后1小时　　　　　　B. 饭后1～2小时　　　　C. 饭后2～3小时

　　D. 饭后3～4小时　　　　　E. 饭后4～6小时

5. 成人使用简易呼吸器时的氧流量为（　　）

　　A. 2～3L/min　　　　　　B. 4～5L/min　　　　　C. 7～8L/min

　　D. 9～10L/min　　　　　　E. 10～15L/min

6. 使用简易呼吸器操作，下列错误的是（　　）

　　A. 安置病人仰卧，头后仰

　　B. 操作者一手将面罩以"CE"手法扣住病人口鼻，使面罩与面部紧密接触

　　C. "CE"手法中"E"的三指上抬下颌骨时避免压迫颈部软组织

　　D. 病人呼气时放松面罩

　　E. 另一手挤压呼吸球囊

7. 使用呼吸机的操作流程及护理中，不正确的是（　　　）

　　A. 使用呼吸机必须先正确连接管道，再打开开关、调节参数

　　B. 连接病人呼吸道之前需先用模拟肺测试呼吸机工作状态

　　C. 设置呼吸机通气量8L/min、供氧浓度40%

　　D. 呼吸机使用过程中注意保持病人气道通畅

　　E. 病人一旦恢复自主呼吸，就可以快速撤机

8. 用吸痰管进行人工气道内吸痰，最正确的做法是（　　　）

　　A. 上下移动进行抽吸　　　　　　B. 自上而下抽吸

　　C. 左右旋转从深部向上抽吸　　　D. 从深部向上抽吸

　　E. 固定于一处抽吸

9. 电动吸引器吸痰时，每次吸痰时间应不超过（　　　）

　　A. 5秒　　　　　　　　B. 10秒　　　　　　　　C. 15秒

　　D. 20秒　　　　　　　E. 25秒

10. 吸痰护理中，吸痰管和无菌换药碗等用物更换的要求是（　　　）

　　A. 每次吸痰均需更换　　B. 每周1次　　　　　C. 每日1～2次

　　D. 每日1次　　　　　　E. 每周2次

11. 电动吸引器吸痰时，贮液瓶内的吸出液应及时倾倒，不应超过瓶的（　　　）

　　A. 3/4　　　　　　　　B. 1/4　　　　　　　　C. 1/2

　　D. 2/3　　　　　　　　E. 1/5

12. 下列利于黏稠痰液吸出的方法是（　　　）

　　A. 增加吸痰次数　　　　B. 雾化吸入　　　　　C. 体位引流

　　D. 缩短吸痰间隔时间　　E. 延长每次吸痰时间

13. 进行氧气疗法时，流量表指示流量为4L/min，吸入氧浓度是（　　　）

　　A. 41%　　　　　　　　B. 26%　　　　　　　　C. 49%

　　D. 37%　　　　　　　　E. 21%

14. 洗胃目的不包括（　　　）

　　A. 清除胃内毒物　　　　　　　　B. 减轻幽门梗阻病人的胃黏膜水肿

　　C. 中和毒物，达到减轻症状的作用　　D. 某些检查前准备

　　E. 手术前的常规准备

15. 为中毒病人洗胃，下列方法不妥的是（　　　）

　　A. 中毒物质不明时选用温开水洗胃　　B. 中毒较重者取左侧卧位

　　C. 每次灌入量300～500ml　　　　　　D. 流出血性灌洗液时应减少每次灌入量

　　E. 电动吸引器洗胃压力宜在13.3kPa以上

16．下列病人中应谨慎洗胃的是（　　　）

    A．昏迷　　　　　　　　B．消化道溃疡　　　　　C．腐蚀性毒物中毒

    D．胃癌　　　　　　　　E．食管-胃底静脉曲张

17．下列禁忌洗胃的毒物中毒是（　　　）

    A．敌敌畏　　　　　　　B．磷化锌　　　　　　　C．浓盐酸

    D．DDT　　　　　　　　E．氰化物

二、A₂型题（请从5个选项中选出1个最佳选项）

18．护士在巡视过程中观察到李先生的血压82/44mmHg、CVP 22cmH₂O，你判断是（　　　）

    A．输液速度过快　　　　B．输液速度过慢　　　　C．右心充盈不足

    D．血容量不足　　　　　E．右心功能不良

19．张奶奶的心电监护仪显示室颤，给予紧急除颤，下列操作不正确的是（　　　）

    A．选择非同步电复律　　　B．首次能量为200J

    C．在电极板上涂上导电糊　　D．一个电极置于胸骨右缘锁骨下方

    E．另一个电极置于左乳头内侧

20．郑女士，48岁，因家庭矛盾服毒自杀。急诊予洗胃排毒，洗胃时每次灌入溶液量为（　　　）

    A．100～200ml　　　　　B．200～300ml　　　　　C．300～500ml

    D．500～700ml　　　　　E．800～1000ml

21．叟奶奶，70岁，患慢性支气管炎，鼻塞吸氧后病情好转。停用氧气时首先应（　　　）

    A．取下湿化瓶　　　　　B．关闭氧气流量表　　　C．记录停氧时间

    D．取下鼻塞　　　　　　E．关闭氧气筒总开关

22．岳先生，66岁，有吸烟史46年，2年前诊断为"慢性阻塞性肺疾病"，在医生劝告下成功戒烟。近期因空气污染严重，病情加重而入院治疗，诊断为"AECOPD"。下列哪项是他缺氧的临床表现（　　　）

    A．辗转反侧，呻吟不止　　　　　B．面色潮红，脉搏洪大

    C．皮肤湿冷，尿量减少　　　　　D．烦躁不安，口唇发绀

    E．头晕眼花，血压下降

23．祝老先生，77岁，患肺心病4年。现病人呼吸衰竭，出现精神症状。血气分析：pH 7.07，SaO₂ 67%，PaO₂ 38 mmHg，PaCO₂ 76mmHg。给氧方法是（　　　）

    A．高流量、高浓度持续给氧　　　　B．低流量、低浓度持续给氧

    C．低流量间断给氧　　　　　　　　D．乙醇湿化给氧

    E．高流量加压给氧

24．孔老先生，74岁，诊断为"COPD"，吸入氧浓度为29%，应调节氧流量为（　　　）

    A．1L/min　　　　　　　B．1.5L/min　　　　　　C．2L/min

D．3L/min   E．4L/min

25．何奶奶，66岁，高浓度吸氧2天，提示她可能出现氧中毒的表现是（   ）

    A．干咳、胸痛、进行性呼吸困难   B．$PaCO_2 > 12.0kPa$

    C．三凹征明显   D．轻度发绀

    E．显著发绀

26．肖女士，29岁，与家人争吵后吞服大量安眠药，急送入院，立即洗胃、导泻。根据病情选用洗胃溶液与导泻剂正确的是（   ）

    A．5%碳酸氢钠、硫酸钠   B．0.1%硫酸铜、硫酸镁

    C．0.9%氯化钠、硫酸镁   D．1∶15 000 高锰酸钾、硫酸钠

    E．温开水、硫酸镁

27．一位服毒病人被送到急诊室，昏迷、毒物不明，护士正确的处理措施是（   ）

    A．问清毒物名称后再洗胃   B．待病人清醒后再洗胃

    C．先观察治疗，再决定是否洗胃   D．禁忌洗胃

    E．抽出胃内容物送检，先用温开水洗胃

28．吴先生，54岁，因在田间喷洒有机磷农药时防护不当造成中毒，其瞳孔变化是（   ）

    A．双侧扩大   B．双侧缩小   C．双侧大小不等

    D．双侧同向偏斜   E．单侧扩大固定

29．钱女士，37岁，婚姻不如意，作态性服毒后被丈夫送来医院急诊，清醒且愿意合作。应采取哪种洗胃方法（   ）

    A．口服催吐法   B．漏斗胃管洗胃法   C．电动吸引器洗胃法

    D．注洗器洗胃法   E．电动洗胃机洗胃法

30．王先生，因ARDS入ICU接受呼吸机治疗。护士在为其进行护理时，下列哪项不妥（   ）

    A．呼吸机的管道正确连接、保持密闭

    B．为其翻身叩背，必要时吸痰

    C．呼吸频率设定为8～10次/分，潮气量500ml

    D．定期监测血气分析

    E．恢复自主呼吸后，循序渐进撤机

附：护考"120"参考答案

项目	题号及答案									
十一	1	2	3	4	5	6	7	8	9	10
	B	B	B	A	C	D	C	C	E	A
	11									
	B									
十二	1	2	3	4	5	6	7	8	9	10
	B	A	D	C	B	A	C	E	D	A
十三	1	2	3	4	5	6	7	8	9	10
	D	C	C	B	C	E	A	B	D	E
	11	12	13	14	15	16	17	18	19	20
	E	A	D	B	B	B	E	C	C	E
十四	1	2	3	4	5	6	7	8	9	10
	A	C	B	D	C	E	B	C	A	D
	11	12	13	14	15	16	17	18	19	20
	D	B	E	B	B	C	B	A	E	D
	21	22	23	24	25					
	E	D	A	B	E					
十五	1	2	3	4	5	6	7	8	9	10
	D	A	B	D	E	D	C	A	E	A
十六	1	2	3	4	5	6	7	8	9	10
	C	E	D	B	C	A	D	E	E	B
	11	12	13	14	15	16	17	18	19	20
	E	C	E	D	D	A	D	C	B	C
	21	22	23	24	25	26	27	28	29	30
	C	D	A	A	C	E	E	D	C	D
十七	1	2	3	4	5	6	7	8	9	10
	A	D	B	C	E	E	A	C	E	D
	11	12	13	14	15	16	17	18	19	20
	B	D	B	C	B	A	B	E	C	C
十八	1	2	3	4	5	6	7	8	9	10
	A	E	D	A	C	A	E	C	B	C
	11	12	13	14	15	16	17	18	19	20
	C	D	D	A	B	C	A	E	B	A
十九	1	2	3	4	5	6	7	8	9	10
	B	C	A	E	E	D	E	C	C	A
	11	12	13	14	15	16	17	18	19	20
	D	B	D	E	D	A	C	E	E	C
	21	22	23	24	25	26	27	28	29	30
	D	D	B	C	A	D	E	B	A	C

参考文献

1. 章晓幸. 护理学基础. 杭州：浙江科学技术出版社，2004

2. 姜安丽. 新编护理学基础. 第2版. 北京：人民卫生出版社，2012

3. 钱晓路. 护理学基础. 上海：复旦大学出版社，2011

4. 徐小兰. 护理学基础. 北京：高等教育出版社，2004

5. 马小琴. 护理学基础. 杭州：浙江科学技术出版社，2005

6. 周春美，邢爱红. 基础护理技术. 北京：科学出版社，2010

7. 周更苏，于洪宇，史云菊. 基础护理技术. 武汉：华中科技大学出版社，2010

8. 庄红. 基础护理技术. 北京：高等教育出版社，2005

9. 李晓松. 护理学基础. 第2版. 北京：人民卫生出版社，2008

10. 崔焱. 护理学基础. 北京：人民卫生出版社，2001

11. 陶莉，宋博，叶玲. 护理学基础. 北京：北京大学医学出版社，2011

12. 严肖鹏，王玉升. 外科护理. 北京：人民卫生出版社，2008

13. 钱晓路，桑未心. 临床护理技术操作规程. 北京：人民卫生出版社，2011

14. 吴姣鱼. 护理学基础（案例版）. 北京：科学出版社，2010

15. 周建萍，张苹蓉，卢东英. 护理综合实训. 上海：第二军医大学出版社，2011

16. 张连辉. 常用护理技术实训. 武汉：华中理工大学出版社，2010

17. 林静，孟发芬，陈雪霞. 护理学基础实训教程. 武汉：华中科技大学出版社，2011

18. 朱大年，王庭槐. 生理学. 第8版. 北京：人民卫生出版社，2013

19. 柏树令. 系统解剖学. 北京：人民卫生出版社，2005

20. 国家药典委员会. 中华人民共和国药典（三部）. 第9版. 北京：中国医药科技出版社，2010：180

21. 成人慢性气道疾病雾化吸入治疗专家组. 成人慢性气道疾病雾化吸入治疗专家共识（2012年版）. 中国呼吸与危重监护杂志，2012，11（2）：105－110

22. 慢性阻塞性肺疾病急性加重（AECOPD）诊治专家组. 慢性阻塞性肺疾病急性加重（AECOPD）诊治中国专家共识（2014年修订版）. 国际呼吸杂志，2014，34（1）：1－11

23. 国家药典委员会. 临床用药须知：化学卷和生物制品卷//中华人民共和国药典. 北京：人民卫生出版社，2005

24．美国INS．输液治疗护理实践标准．中华护理学会静脉输液护理专业委员会编译．肯塔基州路易维尔市．2011

25．王建荣．输液治疗护理实践指南与实施细则．北京：人民军医出版社，2009

26．国家卫生和计划生育委员会．WS/T433－2013，静脉治疗护理技术操作规范．2013

27．中华人民共和国卫生部．GBZ/T213－2008，血源性病原体职业接触防护导则．2009

28．中华人民共和国卫生部．临床输血技术规范．2000

29．中华人民共和国《医疗机构临床用血管理办法》．2012

30．中华医学会．常用50项护理操作技术（操作视频）．2008

31．王秀芳，赵雪红．护理技术操作程序与质量管理标准（含操作视频光盘）．杭州：浙江大学出版社，2007